MI CUADERNO
YOGA DETOX

REGENERA PROFUNDAMENTE TU CUERPO

ANNIE CASAMAYOU

ILUSTRACIONES
SOPHIE RUFFIEUX (INTERIOR)
E ISABELLE MAROGER (CUBIERTA)

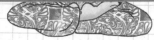

terapiasverdes
Argentina – Chile – Colombia – España
Estados Unidos – México – Perú – Uruguay

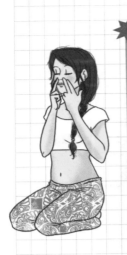

ÍNDICE

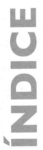

Introducción

La vida cotidiana nos empuja muy a menudo a maltratar a nuestro organismo. Entre una alimentación demasiado rica o mal equilibrada, un estrés importante y difícil de regular y una falta de descanso o un medio ambiente cada vez más contaminado, ¡hay motivos para sentirse mal!

Cuando el cuerpo muestra signos de saturación —tez gris, hinchazón, irritabilidad, dolor de cabeza o fatiga—, ¡ha llegado el momento de tomar el control de las cosas!
Para guiarte, los programas de yoga detox presentados en este cuaderno proponen secuencias de posturas de yoga combinadas con numerosos consejos prácticos, en especial alimentarios, para estimular la limpieza interna y adquirir una excelente higiene de vida.

Estos momentos que dedicarás a realizarlos serán muy provechosos para tu organismo, que se regulará, se librará de las sobrecargas que lo saturan, se reforzará y se equilibrará. El resultado será un aumento de energía y de vitalidad, una mente más serena, una bonita piel, unas piernas ligeras… ¡y una recuperación del equilibrio global!

Puedes elegir entre diferentes curas de yoga detox: puedes, o bien organizar un plan de ataque exprés en un fin de semana, o bien ofrecerte una cura de adelgazamiento de una semana para una limpieza en profundidad o también seguir suavemente un programa de yoga detox día a día.

Las posturas y las respiraciones propuestas proceden de una técnica milenaria, el hatha yoga, una forma de yoga accesible a todos, con ejercicios fáciles de realizar. Uno de los principios básicos del yoga es escuchar al propio cuerpo. Debes controlarlo sin dominarlo y conocer sus verdaderas necesidades. Reconectarte contigo misma pronto formará parte de tu nuevo arte de vivir. ¿Estás preparada para el cambio?

Test: ¿Cuál es mi perfil de yoga detox?

Para obtener un buen resultado, cada cura de yoga detox de este cuaderno corresponde a una personalidad, con sus características, sus necesidades particulares y sus objetivos. Gracias a este test, descubre la cura que está hecha para ti respondiendo espontáneamente a las preguntas siguientes.

¿Cuál es tu mejor antiestrés?

▲ Un cigarrillo, un café, chocolate o caramelos.
■ Un poco de deporte en cuanto puedo.
◆ Una caminata por la naturaleza si la ocasión lo permite.
● Una meditación con tanta regularidad como sea posible.

Durante la pausa para el almuerzo, tienes la costumbre...

● De almorzar con mis colegas.
◆ De salir a pasear por el bonito parque cercano.
▲ De comer a toda prisa mientras navego por Internet.
■ De aprovechar para hacer unas compras o ir al dentista.

¿Cuál es tu relación con el tiempo?

◆ Vivo el momento presente.
▲ ¡A menudo, voy con retraso!
■ No soporto la lentitud.
● Con frecuencia, me siento desbordada.

¿Qué le pides a tu cuerpo?

■ ¡Que haga proezas!
● Que sea flexible.
◆ Que esté tonificado.
▲ Que exprese menos mi estrés y mis contrariedades...

¿Qué te proporciona más alegría?

▲ Una velada con alcohol entre amigos.
◆ Hacer la siesta el fin de semana.
■ Bailar con mi música preferida.
● Pasar el tiempo con mi familia, mis amigos y mi pareja.

Para ti, el desayuno consiste más bien en...

■ Tostadas, mantequilla, mermelada y zumo de naranja.
◆ Gachas, fruta y té.
● Huevos, compota e infusión.
▲ ¡No tengo tiempo! Me como un cruasán y me bebo un café al llegar al trabajo.

Si prestas atención a tu respiración justo en este instante...

◆ Es un poco corta y entrecortada.
▲ Me hincha la caja torácica.
● Me hace mover el vientre.
■ No percibo nada especial.

En cuanto a las enfermedades, malestares o estrés cotidiano, te ocurre fácilmente...

● Que sientes una bola en la garganta.
▲ Que tienes la tez mate, granos o dolor de cabeza.
◆ Que te irritas o te enfadas.
■ Que te cuesta conciliar el sueño.

¿Cuál es tu motivación para iniciar una cura de yoga detox?

■ Quiero aprender a relajarme profundamente.

● Necesito disminuir las tensiones y el dolor (espalda, rodillas, hombros…).

▲ Me gustaría perder unos kilos.

◆ Tengo ganas de adoptar una higiene de vida mejor.

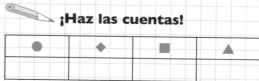

¡Haz las cuentas!

●	◆	■	▲

Una mayoría de ●: necesitas una cura de yoga detox «suaves»

Estás de acuerdo en poner tu cuerpo en acción y recuperar el contacto con tu energía vital, pero respetando tu ritmo y tus capacidades. Ante todo, buscas la estabilidad y el enraizamiento. La idea es dar un amable empujoncito a tu organismo, ni demasiado fuerte ni demasiado suave. La cura de yoga detox «suave» está diseñada para ti. Adopta nuevos hábitos para tonificarte, relajarte y obtener lo mejor de ti misma.

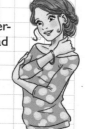

Una mayoría de ◆: necesitas una cura de yoga detox «energética»

Tienes ganas de autenticidad y de dar otro paso hacia ti misma para armonizar mejor tu herramienta más buena, tu cuerpo. La cura de yoga detox «energética» dará fuerza a tu impulso. Al aprender a realizarla o a actuar de una manera diferente, tu energía se canaliza, tu mente se centra y tu equilibrio se refuerza.

Una mayoría de ■: necesitas una cura de yoga detox «antiestrés»

Tu vida está muy acelerada y necesitas liberarte de las tensiones, calmar zonas a veces dolorosas y gestionar mejor tus emociones. La cura de yoga detox «antiestrés» te enseñará a calmarte y a trabajar la concentración para unir tu cuerpo y tu mente de manera muy eficaz. ¡Es un tiempo de pausa necesario para recuperarte y aumentar tu capital de serenidad!

Una mayoría de ▲: necesitas una cura de yoga detox «antitoxinas»

¡Ha llegado el momento de cambiar de una vez por todas y de reconciliarte con tu cuerpo! La cura de yoga detox «antitoxinas» te permitirá librarte de los hábitos perjudiciales que mantienes y recuperar la alegría de vivir en tu cuerpo. Pruébala, no tienes nada que perder (¡quizá solo unos kilos de más!). Nunca es demasiado tarde para aprender a conocerse de verdad. Ofrécete por fin este bonito regalo.

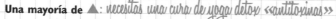

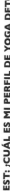

TEST: ¿CUÁL ES MI PERFIL DE YOGA DETOX?

Capítulo 1

¿Para qué una cura de yoga detox?

¿Crees que necesitas una cura de yoga detox pero no estás muy segura de tener ganas de pasar por una iluminada o de comerte solamente unas zanahorias durante una semana? Una cura de yoga detox está muy lejos de estos clichés. La palabra «detox» no debe interpretarse mal, porque no es necesaria una dieta draconiana ni levantarse a las 5 de la mañana para meditar. Muy al contrario, aprenderás a mimar tu cuerpo, a respetarlo y a aportarle precisamente lo que necesita. Por supuesto, en la vida hay que elegir, pero en función de aquello que realmente te beneficia. Una cura de yoga detox implica ciertos cambios para poner en marcha nuevos hábitos alimentarios y liberar la mente evitando que quede atrapada en sus pensamientos. Así que, ¿lista para insuflar a tu vida una nueva energía más serena? ¡Empecemos!

¿Para qué sirve exactamente una detox?

Seamos claros, ¡las toxinas están por todas partes y todos las tenemos!
En principio, el cuerpo está suficientemente bien equipado para eliminarlas de manera natural, con la ayuda de órganos depuradores muy eficaces, los «emuntorios». Pero, al inicio, no estaba previsto que tuvieran que ocuparse de los alimentos industriales, los contaminantes del aire o los disruptores endocrinos, porque tienen sus propios límites… Con el tiempo y a fuerza de pedirles cada vez más, los emuntorios no pueden tratarlo todo. Acaban por dejar que las toxinas se acumulen en nuestro cuerpo sin poder eliminarlas totalmente. ¡Esto va en detrimento de la forma y de la salud! Para librarse de los indeseables (toxinas, grasas dañinas, moléculas químicas y otros metales pesados…), es necesario hacer regularmente una cura detox. El principio es simple y consiste en estimular el funcionamiento de nuestros emuntorios, para facilitar su trabajo de filtración de la sangre y de eliminación de las toxinas almacenadas.

Tu equipo personal de «limpiadores»

Cinco órganos se encargan de eliminar los residuos hacia el exterior: el hígado, los intestinos, los riñones, la piel y los pulmones. Veamos sus respectivos papeles en el proceso de detox…

El más voluminoso: el hígado

Sin duda, es el órgano de la desintoxicación más importante.
Está en actividad permanente y realiza un número inimaginable de funciones que son cruciales para la salud. ¡Una auténtica fábrica! En cuanto al tratamiento de los residuos, se encarga de filtrar la sangre y la linfa, de hacer la limpieza de los residuos que se encuentran allí, de fabricar bilis para liberarlos hacia los intestinos, de capturar y de degradar las sustancias potencialmente tóxicas para intentar reciclarlas en sustancias menos nocivas. Por desgracia, este órgano discreto es relativamente fácil de fragilizar. Quizá ni siquiera te das cuenta, pero tiene un exceso de trabajo que realizar cada vez que tomas un antibiótico para tratar una infección o un anticonceptivo, cuando abusas de las cosas buenas (embutidos, patatas fritas o alcohol), cuando comes un plato industrial abarrotado de aditivos y conservantes o cuando te fumas un cigarrillo. Al cabo de cierto tiempo, acaba por saturarse y mostrar signos de debilidad, con un cortejo de síntomas: trastornos digestivos, náuseas, migraña, fatiga, etc.

Los más largos: los intestinos

¿Has oído decir que la salud empieza en los intestinos? ¡Afirmativo! Cumplen dos funciones cruciales. En primer lugar, terminan la digestión, actuando de centro de selección para que todas las sustancias nutritivas necesarias para las necesidades vitales del cuerpo se asimilen. En segundo lugar, los residuos alimentarios se expulsan por las heces a través del colon. La eliminación regular de los residuos es esencial. Cuando el tránsito es lento, las materias se estancan, fermentan o se pudren, según su naturaleza. La hinchazón, los gases o las alteraciones del tránsito son síntomas penosos, pero lo más grave es que acaban por desequilibrar la flora intestinal, inflamar la mucosa intestinal, volverla porosa y permitir que los elementos tóxicos penetren en el organismo.

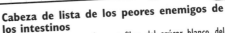

Cabeza de lista de los peores enemigos de los intestinos
Se trata de alimentos pobres en fibra, del azúcar blanco, del exceso de carne o de grasas, de las bebidas gaseosas y la poca ingesta de agua…

Los más secretos: los riñones

La sangre llega hasta los riñones para ser purificada y los residuos líquidos se eliminan por la orina. A menos que se padezca una retención de agua, una infección o cálculos renales, es difícil saber si los riñones funcionan bien. Observa la orina por la mañana: si huele y es oscura, es buena señal, esto significa que tus riñones trabajan bien y eliminan numerosas toxinas. Evidentemente, el funcionamiento mejora mucho si bebes suficiente agua.

Los más ventilados: los pulmones

Raramente se relacionan los pulmones con los procesos de limpieza del organismo. Sin embargo, estos órganos responsables de la respiración eliminan los residuos en forma de gas, como el dióxido de carbono, y también pueden eliminar flemas, polvo, etc. El exceso de mucosidad a menudo indica una sobrecarga de los pulmones: sinusitis o bronquitis de repetición…

La más extensa: la piel

Una piel sana es una excelente herramienta de detox: gracias al sudor, completa el trabajo de los riñones y los pulmones para eliminar los residuos ácidos, mientras que el sebo apoya de manera privilegiada el trabajo del hígado. La piel también es el testigo visible de las pequeñas debilidades del cuerpo. Tez mate, imperfecciones y otros problemas a menudo están relacionados con un desequilibrio interno.

Test: ¿Cómo funcionan mis emuntorios?

Evalúa el funcionamiento de tus órganos emuntorios respondiendo a las preguntas siguientes…

Para el hígado

Digieres fácilmente, sin sensación de pesadez o náuseas . . . . ❑ Si   ❑ No

Por la mañana, tienes la lengua de un bonito color rosa,
sin revestimiento blanco o amarillo . . . . ❑ Si   ❑ No

Tomas el desayuno con apetito . . . . ❑ Si   ❑ No

No comes más de una o dos veces a la semana carne roja o embutidos. . ❑ Si   ❑ No

Tienes el blanco del ojo muy claro y la tez rosada . . . . ❑ Si   ❑ No

Solo muy raramente tomas medicamentos . . . . ❑ Si   ❑ No

Si has respondido SÍ a la gran mayoría de preguntas, tu hígado funciona bien. **En caso contrario, tienes que cuidarlo:** comprueba tu higiene alimentaria y consigue, en primer lugar, una bolsa de agua caliente (ver p. 13).

Para los intestinos

Vas de vientre cada día sin esfuerzo . . . . ❑ Si ❑ No

Tus deposiciones son normales, sin olor desagradable . . . . ❑ Si ❑ No

El color de las deposiciones es marrón a marrón oscuro . . . . ❑ Si ❑ No

No ensucias más de dos trozos de papel higiénico . . . . ❑ Si ❑ No

Digieres las hortalizas crudas sin hinchazón ni dolor abdominal . . . . ❑ Si ❑ No

Nunca te afectan las epidemias de gastroenteritis . . . . ❑ Si ❑ No

Si has respondido SÍ a todas las preguntas, no tienes ningún problema.

Si tus respuestas son negativas al menos en dos preguntas, tienes que revisar tus hábitos alimentarios: ¿comes suficiente verdura o cereales integrales ricos en fibra? ¿Bebes suficiente agua? A modo de empujoncito, prueba las semillas de psyllium (ver p. 13).

Para los riñones

La orina de la mañana es de color intenso y huele . . . . ❑ Si ❑ No

La orina del día es de color amarillo claro . . . . ❑ Si ❑ No

Bebes de 6 a 8 vasos de agua cada día . . . . ❑ Si ❑ No

Tienes la piel flexible y los labios hidratados . . . . ❑ Si ❑ No

Al despertar, los párpados son normales, sin hinchazón ni bolsas . . . . . . ❑ Si ❑ No

Por la noche, las piernas, los tobillos y los dedos de las manos
no parecen hinchados y la circulación sanguínea es buena . . . . ❑ Si ❑ No

Si has respondido SÍ a la mayoría de preguntas, tus riñones probablemente funcionan bien.

Si no es así, especialmente si tienes tendencia a hincharte, es posible que tus riñones no puedan hacer correctamente su trabajo de desintoxicación del organismo. Evita comer con demasiada sal y bebe suficiente agua pura. Sigue también los demás consejos que te damos (ver p. 18).

Para los pulmones

Detestas el humo y prefieres que tus amigos
no fumen en tu presencia . . . . ❑ Sí ❑ No

El ritmo de tu respiración es regular y amplio . . . . ❑ Sí ❑ No

Has aprendido a hacer respiraciones completas
(tórax y abdomen) . . . . ❑ Sí ❑ No

Practicas una actividad física regular, tan a menudo
como te es posible, en la naturaleza . . . . ❑ Sí ❑ No

Tu plexo solar es flexible, sin contractura dolorosa . . . . ❑ Sí ❑ No

Ventilas todos los días el interior de tu casa al menos
durante 10 minutos . . . . ❑ Sí ❑ No

Si has respondido SÍ a la mayoría de preguntas, tus pulmones aseguran sin dificultad sus funciones vitales.

En caso contrario, el aprendizaje de la respiración y las sesiones de yoga regulares deben ser prioritarias para restablecer rápidamente las funciones de desintoxicación de tus pulmones (ver p. 33).

Para la piel

Tienes la piel lisa, caliente y flexible . . . . ❑ Sí ❑ No

Transpiras fácilmente después de haber practicado
10 minutos de una actividad deportiva . . . . ❑ Sí ❑ No

Cicatrizas rápido y bien . . . . ❑ Sí ❑ No

Privilegias los productos cosméticos lo más sencillos posible,
adaptados a tus necesidades . . . . ❑ Sí ❑ No

Evitas enjabonarte totalmente con un gel de ducha convencional . . . . ❑ Sí ❑ No

Si te pellizcas la piel entre los dedos, vuelve a su lugar
muy deprisa . . . . ❑ Sí ❑ No

Si has respondido SÍ a la mayoría de preguntas, tu piel seguramente es apta para asegurar la desintoxicación.

Si has respondido NO a varias preguntas, opta principalmente por el cepillado en seco (ver p. 13) para activar la circulación sanguínea y linfática. Dado que la transpiración es un excelente medio de drenar las toxinas, ¡no olvides las sesiones de hammam o de sauna!

¿Toxinas, yo?

Tenemos la costumbre de hablar de toxinas para designar a todas las sustancias susceptibles de acumularse y superar la capacidad de los emuntorios. Para empezar a tomar mejor conciencia ante un exceso involuntario, aprende a distinguir entre «toxinas» y «tóxicos»: las toxinas proceden del funcionamiento normal del cuerpo, mientras que los tóxicos son sustancias nocivas que proceden de la contaminación o de la alimentación. Veamos esto con más detalle.

Las «toxinas»...

Se producen en el interior y esto es perfectamente natural, porque **la mayoría proceden de la alimentación:** cada vez que comes, toda la maquinaria se pone en acción para degradar, asimilar y digerir, lo cual produce residuos (como la urea o la acetona).
También encontramos toxinas en los residuos del metabolismo celular: las células respiran, se alimentan, se renuevan, etc. Y forzosamente generan también residuos que deben eliminarse.

... y los «tóxicos»

¡Atención, la lista es larga!

Los más numerosos son los que se ingieren por la boca, a través de la alimentación moderna (pesticidas y aditivos químicos), los envoltorios de plásticos alimentarios o no (bisfenol A) y los medicamentos.

Otros entran por los pulmones: las partículas de la contaminación del aire (CO_2, productos de mantenimiento, pintura, muebles, etc.) o el humo de los cigarrillos.

Algunos penetran por la piel: proceden de los productos cosméticos (parabenos, EDTA, etc.).

Los vampiros invisibles: ondas electromagnéticas, Wifi, teléfono móvil, etc.

Estrés y toxinas, el dúo infernal

Todos nos vemos afectados por el estrés. Pero, cuando se vuelve crónico, dificulta seriamente los procesos de desintoxicación. No solamente da lugar a una producción más intensa de toxinas, sino que también frena nuestros emuntorios, los bloquea más o menos parcialmente. El hígado, por ejemplo, ralentiza su actividad antitóxica.
A pesar de todos tus esfuerzos en los demás frentes, tu cura de detox será claramente menos eficaz si no relajas eficazmente la tensión. ¡Por fortuna, las sesiones de yoga están ahí para ponerte en este camino!

Miam!

Detox, instrucciones de uso

Sin duda, has tomado conciencia de que estás bombardeada día a día por las toxinas y los tóxicos. Solo tienes que observar las cosas que tienes delante: actualmente, es inevitable y es lo que hace tan valioso el momento en que decides cambiar tus hábitos alimentarios y tu modo de vida.

Cada una de las curas de yoga detox propuestas en este cuaderno se organiza alrededor de dos objetivos complementarios: **reducir la exposición a los contaminantes exteriores y extirpar un máximo de indeseables de tu cuerpo**.

Primer principio: el mejor momento

El **inicio de la primavera o el inicio del otoño** son los momentos tradicionales reservados para las curas detox. Pero el único periodo realmente propicio es aquel en el que te sientas preparada. Aquel en que sientas la necesidad de comer alimentos más ligeros, conceder un tiempo de reposo a tu cuerpo y dedicarte seriamente al yoga

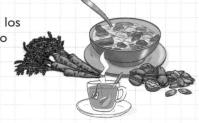

Segundo principio: una alimentación beneficiosa

La clave es aligerar la digestión para liberar la energía del cuerpo.

Suprime pues: el alcohol, los alimentos industriales, el azúcar refinado y el café. ¡Necesitas alimentos bío, vegetales, frutos secos, pescado, agua, infusiones y té verde a mansalva!

Tercer principio: el reposo del guerrero

Poner los relojes en hora para proteger el sueño, este es otro reto importante. Intenta acostarte más temprano de lo habitual, idealmente antes de las 23 horas, y duerme tanto como tu cuerpo te pida. En efecto, durante la noche es cuando trabaja mejor la eliminación de las toxinas y cuando las células se regeneran.

Cuarto principio: la actividad física

Evita los esfuerzos físicos intensos, ¡pero no por ello debes quedarte en el sofá! El ejercicio físico de intensidad moderada y practicado con regularidad, no solamente el yoga, sino también la marcha, el ciclismo o la natación, deben formar parte de tu cura. Es la mejor manera de acelerar la eliminación de un máximo de toxinas, estimulando el funcionamiento de los emuntorios.

4 comodines para salvar mis emuntorios

Mima el hígado

Al hígado no le gusta en absoluto el frío, que paraliza sus funciones. En cambio, se deleita con el calor, que las acelera. Al acostarte, colócate una **bolsa de agua caliente** sobre el hígado durante al menos 30 minutos. Es fácil de recordar: el hígado está situado a la derecha, en la parte inferior de la caja torácica, mientras que el corazón se encuentra a la izquierda.

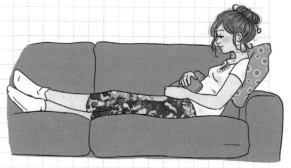

Ayuda a los intestinos

Las **semillas de psyllium** son excelentes reguladoras de las funciones intestinales y pueden utilizarse en caso de dolor abdominal, de tránsito lento o acelerado.

¿Cómo se utilizan?

Diluye 1 cucharada de psyllium rubio en un vaso grande de agua y bébete la mezcla 1 o 2 veces al día.

Estimula la piel

Para abrir todos los poros de la piel y acelerar la eliminación de las toxinas, practica el **cepillado en seco antes del baño o la ducha**.

¿Cómo se hace?

Con un cepillo natural suave, realiza pequeños movimientos circulares por todo el cuerpo, desde la punta de los dedos de los pies hasta el cuello.

Realiza una cura de arcilla para limpiarlo todo

La arcilla es perfecta para poner en movimiento las toxinas del cuerpo y facilitar su eliminación por las vías naturales. Se recomienda a menudo una cura de 3 semanas en los cambios de estación, pero, según tus necesidades, puedes repetirla a intervalos regulares.

¿Cómo hacerla?

Prepara tu agua arcillosa la víspera por la noche: vierte a modo de lluvia 1 o 2 cucharaditas de arcilla verde en polvo en un vaso de agua. No la remuevas y déjala reposar toda la noche. Por la mañana, bébete únicamente el agua, sin remover el depósito de arcilla del fondo del vaso. Al cabo de unos días, podrás remover el preparado y bebértelo todo.

Conviene saber: evita beber esta leche de arcilla en caso de hipertensión arterial no estabilizada. Si tienes que tomar un medicamento, respeta un intervalo de 2 horas antes o después de ingerir la arcilla.

El yoga, el aliado de la detox

Durante una cura, es muy importante acompañar el proceso de detox con movimientos adecuados, que ayudan al cuerpo a limpiarse. El yoga dispone de un número increíble de técnicas que permiten movilizar el conjunto del cuerpo y participar en su depuración. Las secuencias constituidas por estiramientos, torsiones y flexiones, acompañadas de los ejercicios de respiración, se realizan lentamente y de manera consciente. Masajean los órganos internos, ejercitan los músculos profundos y las articulaciones, estimulan la circulación sanguínea y favorecen el drenaje eficaz de los emuntorios. Sin olvidar que, según la tradición del yoga, absorberás, al mismo tiempo que el aire, el «prana» o energía vital.

El yoga no solamente te aporta un aumento de vitalidad, sino que es especialmente valioso para aligerar la mente y las emociones. Te verás menos afectada por el estrés y, por ello, accederás también a una sutil detox del cerebro. De manera totalmente natural, el cuerpo y la mente funcionarán al unísono. ¡Al estar en paz contigo misma, disfrutarás del placer de entrar en el círculo virtuoso del equilibrio!

Una mente clara en un cuerpo tónico

Desde el inicio de una cura de yoga detox, ya se experimentan los primeros beneficios y te sientes más ligera… Al final de la cura, una buena parte de las toxinas se ha eliminado y los efectos positivos se acumulan. Cuando todo funciona mejor en el interior, los efectos son visibles en el exterior. Estos son algunos de los beneficios de los que podrás disfrutar:

- ✓ Una digestión más fácil
- ✓ Un vientre más plano
- ✓ Una pérdida de los kilos superfluos
- ✓ Un aumento de energía y de tono
- ✓ Un sueño reparador
- ✓ Un sistema inmunitario reforzado
- ✓ Una disminución del estrés y la ansiedad
- ✓ Una tez luminosa, un cabello sedoso y unas uñas fuertes

Capítulo 2

Las etapas de la detox

La alimentación es el punto de partida de una cura detox. Veladas entre amigos, aperitivos que se eternizan, encuentros familiares…, seguro que conoces este tipo de pequeños excesos. Si tus emuntorios han tenido que trabajar arduamente a causa de estos excesos alimentarios de todo tipo y se muestran un poco perezosos, no te pases por el otro lado con el pretexto de recuperar el tiempo perdido: ¡corres el riesgo de encontrarte patas arriba! Al contrario, tienes que hacer las cosas suavemente, ser paciente y perseverante.

Los 10 buenos reflejos detox

Para empezar la cura en las mejores condiciones, adopta ya algunos reflejos, tan sencillos como eficaces, para que tu programa nutricional cumpla perfectamente sus objetivos: ¡evitar los residuos dañinos, equilibrarte y vitalizarte con nutrientes sanos!

Con un mínimo de esfuerzo, recuperarás el control de tu plato para aligerar la carga del sistema digestivo y recibir la cantidad perfecta de vitaminas y oligoelementos que permiten la regeneración de las células.

Primero haz un balance objetivo de lo que comes habitualmente y empieza tu programa corrigiendo poco a poco tus peores hábitos cotidianos. ¡El hecho de realizar estos pequeños actos detox ya será un empujoncito saludable para tu organismo!

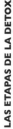

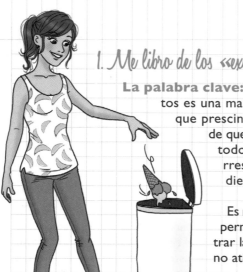

1. Me libro de los «excesos»

La palabra clave: moderación. Disminuir las raciones de alimentos es una manera simple de empezar el cambio. No se trata de que prescindas de determinados alimentos todo el tiempo ni de que pases hambre, pero tampoco sirve de nada pasar de todo a nada. Si alternas los excesos y las dietas hiperrestrictivas, sabes muy bien que el efecto yoyó de las dietas puede predominar.

Es mejor que adoptes una alimentación más sana, que te permitirá comer un poco de todo. Solo tienes que encontrar la medida justa entre el placer de comer bien y el de no atiborrar tu organismo.

Buen reflejo n.º 1: Para comer, me tomo el tiempo de sentarme tranquilamente, utilizo una bonita vajilla de pequeño tamaño para tener la sensación de que el plato está muy lleno y mastico los alimentos lentamente, aprovechando cada bocado.

2. Distribuyo armoniosamente las comidas

«Desayuna como un rey, almuerza como un príncipe y cena como un mendigo.»

¿Y si te aplicaras este viejo refrán? Es uno de los mejores secretos del equilibrio y la vitalidad, puesto que su ritmo corresponde al de la fisiología del organismo: es el principio de la crononutrición ¡y funciona tan bien que generalmente elimina las ganas de picar entre las comidas! El desayuno es una comida esencial y saltársela no sería una buena idea. El cuerpo puede vengarse y hacer que te mueras por algo dulce o por una barrita de cereales más tarde, a lo largo de la jornada. O puede obligarte a comer demasiado a la hora de la cena para compensar, aunque sepas que no hay nada tan desagradable como acostarse con el estómago pesado... ¡Basta de malas noches!

Buen reflejo n.º 2: Hago una cena ligera antes de las 20 horas para que mi sistema digestivo disfrute de una verdadera pausa durante la noche. Mientras duermo, los órganos (el hígado en especial) podrán dedicarse al trabajo de eliminación de las toxinas y la regeneración. De esta manera, podré comerme un buen desayuno a la mañana siguiente.

Truco: Si no tengo hambre al despertarme por la mañana, me preparo un smoothie vitaminado (ver p. 62). Si tengo demasiada prisa, preveo un tentempié con unas almendras, unas pasas y una fruta para comer más tarde a lo largo de la mañana.

3. Elijo mis alimentos antitoxinas

Tu objetivo debe ser adoptar una alimentación sana para recuperar un máximo de energía y nutrientes, pero con un mínimo de toxinas. Es fácil si te pasas a los alimentos frescos, bío, de temporada y, siempre que te sea posible, utilizas productos de tu región. ¡Tienes una excelente ocasión de ser «chauvinista»!

Los alimentos procedentes de la agricultura bío están casi exentos de pesticidas y otros residuos tóxicos que contaminan tanto tu cuerpo como el planeta. De manera general, debes preferirlos para reducir la ingesta de moléculas químicas.

Pero lo más importante en una dieta detox es también elegir correctamente y preferir sistemáticamente los alimentos no refinados, no transformados, sin aditivos ni colorantes. ¡Descarta los productos industriales, las harinas o el azúcar blanco, y vuelve al galope a lo natural! Pescado, verdura o frutos secos como se encuentran en la naturaleza son simplemente alimentos con un máximo de calidad nutricional y estás segura de lo que llega a tu plato (o casi).

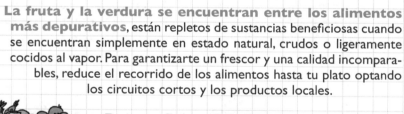

La fruta y la verdura se encuentran entre los alimentos más depurativos, están repletos de sustancias beneficiosas cuando se encuentran simplemente en estado natural, crudos o ligeramente cocidos al vapor. Para garantizarte un frescor y una calidad incomparables, reduce el recorrido de los alimentos hasta tu plato optando los circuitos cortos y los productos locales.

Buen reflejo n.º 3: Elijo juiciosamente mi buen plan entre estos:
- lleno mi cesta yendo al mercado en lugar de comprar en el supermercado;
- me pongo en contacto con un productor local inscribiéndome en una asociación de agricultura ecológica y encargo mi cesta de la compra bío.

LAS ETAPAS DE LA DETOX

4. Me paso al verde

¿Comes suficientes verduras? Es una pregunta evidente una vez que tomas conciencia de que las verdaderas estrellas de una dieta detox son las verduras…

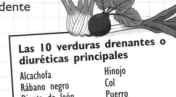

Gracias a sus numerosos nutrientes, purifican el sistema digestivo a la vez que revitalizan el organismo. Contienen, en especial, fibras que drenan eficazmente los intestinos y regulan el tránsito, antioxidantes como los polifenoles o el betacaroteno, cuyo papel es proteger los órganos, sobre todo el hígado, y luchar contra las toxinas.

Las 10 verduras drenantes o diuréticas principales	
Alcachofa	Hinojo
Rábano negro	Col
Diente de león	Puerro
Zanahoria	Ajo
Espárrago	Remolacha

Así que repite cada día tu mantra: «¡Abuso de pepinos, calabacines, brócoli, cebolla, espinacas, apio y decenas de otras verduras en cada comida!» Imagina todas las asociaciones agradables que puedes hacer y el número de platos sanos y copiosos que calmarán alegremente tu apetito sin penalizarte en calorías. ¡La buena noticia es que, cuanta más verdura comas, más ganas tendrás de hacerlo!

Buen reflejo n.º 4: Durante todo el año, en cada comida, me lleno las tres cuartas partes del plato con verduras. Puedo prepararlas crudas en jugo, asociarlas en alegres ensaladas mixtas saladas/dulces o simplemente consumirlas cortadas en dados y aderezadas con una salsa ligera. También puedo cocerlas a baja temperatura para realizar una sopa, una crema, un puré o rehogarlas brevemente en el wok y comérmelas al dente…

5. ¡Hago limpieza de los ácidos!

Para que tus órganos funcionen a toda pastilla, es necesario que tu cuerpo no esté saturado de sustancias ácidas. Cuantos más ácidos haya, más residuos indeseables acumula el organismo y estos residuos se llevan tu energía, te inflaman las articulaciones y te expolian las reservas minerales.

En el centro del equilibrio ácido-base, se encuentran los emuntorios de los riñones y los pulmones, encargados de eliminar los residuos ácidos. Para ayudarlos a realizar mejor esta función vital, hay que actuar a partir del plato, donde el equilibrio puede restablecerse fácilmente.

¿El secreto? No abusar de los alimentos fuente de acidez y aportar un máximo de alimentos básicos. Pero no caigas en la trampa:

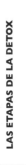

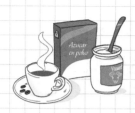

excepto algunos alimentos como los cítricos, el vinagre o el ruibarbo, que se reconocen fácilmente por su sabor ácido, la mayoría de ácidos se producen de forma natural durante la digestión de los alimentos acidificantes, que son el azúcar, los productos lácteos, el queso, el alcohol, el café y la carne roja. No se trata forzosamente de suprimirlos todos, porque algunos (pescado, aves de corral, huevos, cereales, legumbres) tienen, por otra parte, otras cualidades nutritivas, sino de consumirlos de manera razonable.

Buen reflejo n.º 5: En modo detox, me olvido del zumo de naranja, el café, los refrescos y los productos lácteos, demasiado ácidos para mi paladar. Prescindo de la carne roja y los embutidos, así como del azúcar blanco, porque son los peores alimentos acidificantes. Continúo comiendo regularmente proteínas y cereales, pero contrarresto sus efectos ácidos acompañándolos con una generosa ración de verduras, que son todas, con algunas excepciones (acedera, tomate cocido, espinacas) superalcalinizantes.

Los 10 alimentos básicos principales

Plátano	Verduras de hoja verde	Zumo de verduras
Almendra	Verduras de color	Semillas germinadas
Patata	Castaña	
Boniato	Aguacate	

6. Apuesto por los cereales integrales

Trigo, avena, centeno, maíz, espelta, mijo, arroz, quinoa, trigo sarraceno…, es problemático elegir entre tantos cereales. Pero los cereales blancos y refinados han perdido su carácter nutricional, mientras que, en versión integral o semiintegral, cada uno de ellos ofrece fibras beneficiosas para el tránsito, una larga lista de minerales y oligoelementos, y glúcidos que garantizan una energía estable y duradera. Si tu sistema digestivo lo permite, opta por los cereales integrales y, si tu intestino manifiesta su irritación, por los cereales semiintegrales.

El trigo moderno no es fácil de digerir y puede ser responsable del dolor de barriga, hinchazón o migraña. No permitas que monopolice tus comidas y, si eres sensible a él, opta más bien por los cereales sin inconvenientes, como el arroz, la quinoa o el trigo sarraceno.

Buen reflejo n.º 6: Para mi equilibrio interno, elijo cereales integrales o semiintegrales, siempre bío, puesto que la envoltura del grano que contiene los valiosos nutrientes está protegida y también es aquí donde se encuentran los residuos de los pesticidas

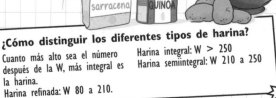

¿Cómo distinguir los diferentes tipos de harina?

Cuanto más alto sea el número después de la W, más integral es la harina.
Harina refinada: W 80 a 210.

Harina integral: W > 250
Harina semiintegral: W 210 a 250

7. Me aficiono al agua

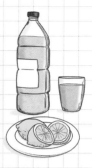

No olvides beber mucho durante el día, agua tomada a pequeños sorbos tranquilos para cuidar el estómago. Aunque bebas tisanas o té, no olvides tomar todos los días una importante cantidad de agua pura. Todas las células la necesitan para funcionar correctamente y, además, el agua es un elemento importante de la purificación. No esperes a tener sed para beber sin precipitación y elige un agua de fuente débilmente mineralizada o agua filtrada.

Buen reflejo n.º 7: Al despertar, me bebo lentamente un gran vaso de agua tibia o a temperatura ambiente. Para potenciar sus capacidades de limpieza interna, exprimo de vez en cuando un chorrito de limón en el vaso. Programo 8 a 12 vasos de agua a lo largo de la jornada, pero evito beber mucho durante las comidas.

Truco: Para el buen equilibrio de los riñones, el agua que bebes diariamente no debería contener más de 500 mg/l de minerales; los puristas recomiendan incluso menos de 150 mg/l. Para aclararte, la mineralización está escrita en la etiqueta de las botellas con la denominación de «Residuo seco».

¡Recapitulo!

Anoto cuáles son los alimentos tóxicos que consumo a menudo en exceso…
Por ejemplo, los refrescos.

....
....

Anoto los alimentos que tengo que añadir imperativamente a mi cesta detox…
Por ejemplo, verduras frescas.

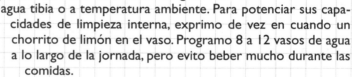

....
....

Anoto el buen reflejo y la buena resolución en los que tengo que centrar mis esfuerzos de manera prioritaria…
Por ejemplo, tomarme el tiempo de masticar los alimentos.

....
....

8. Calmo el estrés

No sirve de nada comer alimentos sanos si te sientes constantemente en tensión o te faltan horas de sueño. ¡Tu cuerpo es un todo que hay que mirar globalmente! El estrés es una importante fuente de acidificación y de toxinas invisibles. Por otra parte, frena los procesos naturales de desintoxicación. Toma la delantera y apuesta a fondo por la carta de la prevención para evitar tener que reparar los efectos del estrés.

Sé benevolente contigo misma, practica el yoga para facilitar eficazmente la detox y prueba también otras estrategias que puedan optimizar tu bienestar. De manera rutinaria, camina todos los días sin excepción, porque la marcha, al estimular la circulación sanguínea y linfática, activa también los procesos de eliminación.

Piensa también en los aceites esenciales calmantes: la mandarina (*Citrus reticulata*), la naranja dulce (*Citrus sinensis*), la lavanda (*Lavandula angustifolia*) o la naranja amarga (*Citrus aurentium var amara*). Guarda un frasco en tu oficina, otro en tu bolso o en tu habitación y ábrelo regularmente para respirar su perfume. Como quien no quiere la cosa, las moléculas aromáticas se deslizan hasta la parte más profunda del cerebro, equilibran las tensiones nerviosas y eliminan el exceso de actividad mental. Respirar su perfume es ciertamente la manera más fácil de utilizarlos.

También puedes diluir 5 gotas en 1 cucharada de aceite de almendras dulces y hacer una pausa de relajación para darte un masaje en los pies con la mezcla. Aunque no seas experta en masaje, prueba la experiencia: impregna la planta del pie con el aceite oloroso, haz movimientos envolventes en toda la bóveda plantar y después pasa por los dedos, estíralos con suavidad y termina describiendo círculos por el empeine y alrededor del tobillo.

Buen reflejo n.º 8: Elijo el aceite esencial antiestrés cuyo perfume me gusta y decido crear cuatro o cinco remansos de paz durante la jornada para respirar. Me tomo un momento de calma, coloco 2 o 3 gotas en los pliegues de la cara interna de las muñecas. Me froto las muñecas una contra la otra y junto las manos. Cierro los ojos y, con la nariz entre las muñecas, huelo el perfume, respirando profundamente durante al menos 1 minuto.

9. Saneo el aire

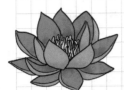

Por desgracia, actualmente la contaminación está presente un poco por todas partes en el planeta. Quieras o no, estás necesariamente expuesta a los productos tóxicos que respiras. Es imposible protegerse de esto. Sin embargo, puedes tomar fácilmente algunas medidas que te protejan con eficacia de algunos de ellos.

A priori, podrías caer en la tentación de creer que, en tu casa, estás protegida de la contaminación. Pero, en realidad, el aire interior está saturado de miasmas en suspensión, en unas proporciones mucho más inquietantes que en la calle. La lista de fuentes de contaminación interior es muy larga: un poco de los restos contaminantes exteriores, quizá tabaco o incienso, seguramente hongos, ácaros o diferentes alérgenos, residuos de productos de limpieza y todas las emanaciones de los materiales de construcción, las pinturas, las colas, los muebles, los tejidos, los objetos, etc. ¡Un auténtico arsenal de contaminación en el que pasas la mayoría del tiempo!

La primera precaución que debes tomar si quieres renovar tu casa es tener el reflejo de adquirir productos ecológicos y elegir materiales sanos: nada de conglomerados sino madera natural, pintura al agua sin disolvente, textiles naturales, etc. En cuanto a la limpieza, opta por productos ecológicos simples a base de bicarbonato sódico o vinagre blanco, y evita los desodorantes, los insecticidas o las velas perfumadas.

Buen reflejo n.° 9: Abro mucho las ventanas por la mañana y por la noche durante diez minutos, respiro mejor y esto es suficiente para renovar el aire interior, ¡hasta en los menores rincones de mi casa!

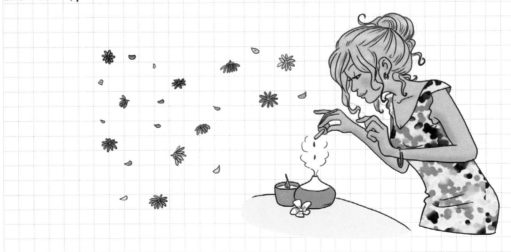

10. Busco lo natural para la piel

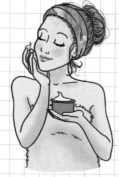

¡La actitud detox llega también al cuarto de baño! Y no puedes hacer otra cosa…, porque, ¿cómo podrías continuar poniendo tu piel en contacto con productos con ingredientes sintéticos o procedentes de la petroquímica y a la vez pretender purificarte de los contaminantes? Esto no tendría sentido, sobre todo teniendo en cuenta que es muy fácil optar por otras cosas y reducir el número de moléculas tóxicas en el entorno.

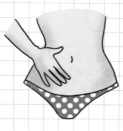

Para empezar, hemos llegado demasiado lejos. La piel no necesita esa panoplia de productos: una limpieza suave y un producto hidratante y protector serán perfectos para la cara. Un jabón y un champú, un desodorante y un dentífrico naturales, un poco de maquillaje y, eventualmente, un perfume completarán tu neceser. Huye de las falsas promesas de la publicidad y opta por productos bío, ¡con garantía de que no contienen productos polémicos perjudiciales para la salud o el medio ambiente!

Buen reflejo n.º 10: Para simplificarme la vida, opto por cosméticos que no contengan ningún ingrediente malo… Para reconocerlos, compruebo su sello en el envoltorio: Cosmebio, Ecocert, Natrue, BDIH, Nature et Porgrès, Soil o «Mention Slow Cosmétique».

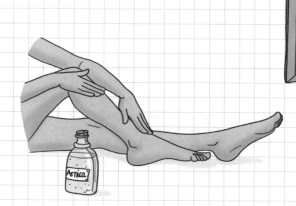

Capítulo 3

Pequeña guía para empezar bien el yoga

Muy bien, ¿estás lista para iniciarte en el yoga? Antes de desenrollar la alfombrilla y descubrir los beneficios de una sesión sobre el cuerpo y la mente, necesitas saber algunas cosas que te evitarán titubear y sentirte perdida.

A veces, la práctica de las posturas puede parecer extraña, porque las propuestas son diferentes de lo que conoces de las clases de gimnasia o de las salas de deporte. ¡Es normal, puesto que el yoga no es un deporte! Es una disciplina global, una auténtica herramienta para armonizar el cuerpo y la mente. ¿Tienes miedo de no parecer encantadora si te instalas a cuatro patas con las nalgas al aire? ¡Es normal y, sin embargo, resulta enormemente beneficioso! Las posturas son el resultado de un profundo conocimiento del funcionamiento del cuerpo, de la anatomía y de la circulación de la energía, de manera que también podrías divertirte sobre una alfombrilla de yoga.

Como circulan numerosos ideas falsas sobre el yoga, es mejor desmitificar de inmediato las cosas y dar todos los consejos para acompañarte paso a paso y progresar en tu práctica.

El yoga y yo, ¿una historia de amor?

Entusiasta o dubitativa, ¿cómo quieres vivir la experiencia del yoga? Responde rápidamente a estas preguntas para saberlo (puedes marcar tantas respuestas como quieras)…

¿Cómo te gustaría hacer trabajar tu cuerpo?

❏ ¿Estirándolo?
❏ ¿Afinándolo?
❏ ¿Tonificándolo?
❏ ¿Reforzándolo?

¿Qué te gustaría que te aportara el yoga prioritariamente?

❏ Una manera de vaciarme la cabeza.
❏ Unos kilos menos.
❏ Más flexibilidad.
❏ Diversión y sensaciones.

En cuanto a la flexibilidad, ¿en qué punto te encuentras?

- ❏ Soy muy flexible y me siento en la posición del loto cuando puedo.
- ❏ Soy flexible, me toco los dedos de los pies al inclinarme cuando estoy de pie.
- ❏ No soy demasiado flexible, me cuesta sentarme con las piernas cruzadas.
- ❏ Necesito ayuda, ¡estoy rígida como un palo!

¿Cuál es tu estado de ánimo actualmente?

- ❏ Me despierto por la mañana con la sensación de que me falta algo.
- ❏ Me gustaría sentirme más libre de seguir mis deseos más profundos.
- ❏ Estoy todavía un poco dispersa e intento descubrir lo que me hace vibrar realmente.
- ❏ Para mí, es importante superarme y explorar todo mi potencial.

¿Cuál es tu filosofía de vida?

- ❏ Quiero ser creadora de mi vida y perseguir mis sueños más locos.
- ❏ Estar conectada con los demás, pero sobre todo conmigo misma.
- ❏ Vivir momentos inolvidables lo más a menudo posible.
- ❏ La vida es una aventura excitante que reserva cada día algo desconocido.

Si has marcado menos de 10 casillas: Necesitas tiempo para desarrollar una conexión íntima contigo misma o unir el cuerpo con la mente. El yoga te permitirá admitir nuevas perspectivas y te dará la inspiración necesaria para generar una oleada de ideas creativas.

Si has marcado más de 10 casillas: ¡Atención, el riesgo de que te vuelvas dependiente del yoga es muy elevado! Estás avisada, ¡te arriesgas a vivir una de las experiencias más transformadoras de tu vida!

Existen muchas buenas razones que te pueden conducir a empezar a practicar yoga: las ganas de gestionar mejor las situaciones de estrés, de ser más flexible, de perder peso, de canalizar las emociones, etc. Puede parecer sorprendente, sin embargo, sean cuales sean tus necesidades, el yoga puede responder a cada una de ellas ¡formidable-mente! En realidad, poco importa por qué has elegido iniciarte en el yoga. Después de unas sesiones, observarás las sensaciones que te inspira y quizá te llevarás la sorpresa de descubrir unas repercusiones sobre tu vida diferentes de las que imaginabas. La práctica permite indudablemente mejorar tus capacidades físicas, librarte de las pequeñas preocupaciones, mejorar la concentración y despertar sensaciones, sin ponerte en tensión. Todo esto es muy beneficioso para la mente. Los beneficios se sienten progresivamente y requieren un poco de asiduidad. Pero, cuando hagas balance, probablemente te darás cuenta de que el yoga no solamente ha corregido tus primeras debilidades y te ha permitido acercarte a tu objetivo, sino que además te ha arrastrado a un círculo virtuoso que influye positivamente en todos los aspectos de tu vida. Así que, déjate sorprender...

Una breve historia del yoga

Si te has interesado por el yoga, a lo mejor te has perdido en la jungla de nombres extraños como *asana, pranayama* o *karma*... Si no te dicen gran cosa, no te preocupes, es normal, están en sánscrito, la lengua antigua en la que se escribió la recopilación de textos de 2.000 años de antigüedad y considerada como la referencia del yoga: *los Yoga sutras* de Patanjali. El sánscrito sigue siendo una de las lenguas oficiales de la India, pero solo algunos eruditos la hablan todavía. Como el latín en Occidente, se utiliza como una lengua religiosa y literaria.

El yoga tiene una larga historia detrás, muy anterior a los textos de los *Yoga sutras*. Surgió hace 5.000 años en el norte de la India, gracias a los sabios hindúes, y después se transmitió oralmente de maestros a discípulos. El término yoga tiene como raíz la palabra sánscrita *yug*, que posee varios significados: «unir», «reunir» o «disciplinar». Es fácil comprender que, en el origen, a través del yoga, los antiguos ascetas pretendían armonizar el cuerpo, la mente y el alma en una búsqueda espiritual. Su objetivo era no solamente estar bien consigo mismos, sino acercarse al Ser y fusionar la conciencia individual con el universo, es decir, ir al encuentro de lo divino.

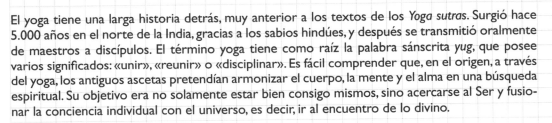

A través de los siglos, el yoga ha evolucionado y se ha ramificado en varios estilos. Por eso, actualmente no existe una única manera de practicar el yoga. Unas veces, se enseña como un método parecido a la gimnasia suave, destinado a mejorar la forma física; otras veces, como un camino hacia una espiritualidad un poco extraña. Entre estos dos extremos, existe una cantidad increíble de enfoques, pero todos tienen un solo y mismo objetivo: apaciguar el espacio interior y encaminarse hacia la unidad. Cada uno de ellos pone el acento en un aspecto particular para conseguirlo: la meditación, el estudio de los textos antiguos, los cantos sagrados, la devoción, las posturas, etc.

El hatha yoga: el equilibrio justo

El hatha yoga, el «yoga de las posturas», es el más conocido de todos. Se centra en la práctica de tu instrumento más valioso, el cuerpo, como medio de transformación. El cuerpo es el punto de partida de un trabajo físico, mental y emocional.
Es un yoga suave, que comprende una secuencia de posturas tradicionales (las *asanas*), algunas fáciles, otras más exigentes, realizadas a lo largo de una o varias respiraciones, puesto que las posturas siempre están conectadas con la respiración (el *pranayama*). La atención debe centrarse en las sensaciones físicas, y la toma de conciencia del cuerpo prepara para la calma interior.

En sánscrito, *ha* significa «sol» y *tha*, «luna», lo cual simboliza la unión de la energía masculina (activa, caliente) y la energía femenina (receptiva, fría) presentes en cada uno de nosotros. Entre estos opuestos, el hatha yoga busca el equilibrio: cuerpo/mente, fuerza/flexibilidad, esfuerzo/relajación, inspiración/espiración.

Pero *hatha* también significa «esfuerzo sostenido». ¡Pues sí!, no puedes iniciarte en el yoga sin una autodisciplina necesaria para dominar las posturas. También es un aprendizaje de la perseverancia... ¡Pero no te arrepentirás de tomarte un tiempo para tu beneficio! Porque realmente vale la pena, ya lo verás. Estarás muy contenta de haber realizado una acción concreta para mejorar tu bienestar y tu salud global.

¡Existen más de 84.000 posturas!

En la tradición hindú, se dice que el dios Shiva enseñó a su esposa Parvati un número infinito de posturas, de las que se conocen 84.000. No te asustes, es una cifra simbólica, y esta multiplicidad muestra las infinitas posibilidades de las posturas para adaptarse a cada persona. En este cuaderno, descubrirás una veintena a lo largo de las páginas; son posturas fundamentales y su exploración ya te convertirá en una *yoguini* experta (*yoguini* es el femenino de *yogui* y designa a una practicante de yoga).

Muchas posturas llevan el nombre de un animal (la cobra o el gato); se inspiran en la manera que tienen estos seres vivos de colocarse o de utilizar instintivamente su cuerpo. Otras reciben más prosaicamente el nombre según la configuración del cuerpo en el espacio (el arco o el triángulo). Algunas son tónicas y refuerzan la energía, otras son relajantes y liberan las tensiones musculares.

En este cuaderno, las sesiones se han diseñado de manera que el cuerpo se prepare gradualmente, y las posturas se suceden en una progresión inteligente. Cada una tiene su propio campo de acción; están las que actúan sobre la columna vertebral o las articulaciones de las caderas, otras tienen efecto sobre los órganos internos, etc. Pero recuerda que lo importante no es tanto el número de posturas como la calidad de su realización.

No soy demasiado flexible, ¿qué hago?

¡Justamente, el yoga te beneficiará mucho! Las posturas a menudo colocan el cuerpo de una manera inusitada, muy alejada de los movimientos habituales, lo cual solicita los músculos de manera diferente, estira los ligamentos y libera las articulaciones. Poco a poco, la movilidad de la espalda, las caderas o los hombros mejora. Pero no será la flexibilidad lo que te convertirá en una auténtica *yoguini*..., ¡si fuera así, seguramente un mono sería un excelente yogui! Lo importante es que seas consciente de ti misma durante la práctica.

Mi consejo: tienes una excelente herramienta para relajarte y eliminar las tensiones, es la respiración. Aprende a espirar a la vez que te relajas...

Las familias de posturas

En una sesión, las posturas se equilibran y se encadenan según una lógica que se basa en la fisiología del organismo. Dependen unas de otras y este entramado permite un desarrollo progresivo de los efectos sobre el cuerpo y la mente. Con suavidad, gracias a la práctica sucesiva de las diferentes familias de posturas, tu cuerpo se estira, los músculos se relajan, todo tu ser se relaja…

❶ Las posturas de introducción (preparación para el rocking, postura del gato o saludo al sol) te interiorizan y preparan las principales articulaciones con suavidad.

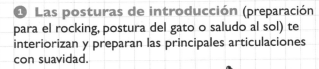

❷ Las posturas boca abajo (arco, saltamontes o cobra) abren la caja torácica para respirar mejor.

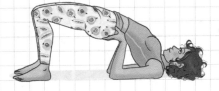

❸ Las posturas invertidas (medio puente, mesa o plano inclinado) aligeran las piernas para conseguir una mejor circulación sanguínea.

❹ Las pinzas (pinza lateral o hacia delante) trabajan la articulación de la cadera y estiran la columna vertebral.

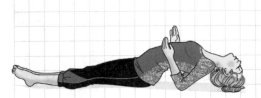

❻ Las posturas finales facilitan la relajación (torsión en el suelo, matsyendra, etc.) o estimulan la energía (triángulo de pie, fondo, etc.) según el momento del día.

❺ Los peces (piernas cruzadas, invertido, etc.) o los **yoga mudras** (en diamante, en rana, etc.) calman el flujo de pensamientos y equilibran la musculatura.

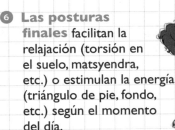

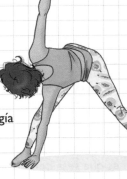

3 puntos clave para recordar: cada postura se prepara y se mantiene durante un rato, pero no se repite

Contrariamente a los simples movimientos de gimnasia, las posturas se practican lentamente y de manera consciente. Esto no tiene nada de difícil: una vez que hayas empezado a centrar la atención en tus movimientos, todo el resto se sucede fácilmente.

1. Colocación

Presta atención, desde la colocación, a la posición precisa del cuerpo. Lee cuidadosamente las descripciones porque no hay ningún detalle superfluo, para que extraigas todos los beneficios.

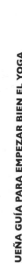

2. El mantenimiento durante un rato

Mantener la postura con el cuerpo inmóvil es también experimentar uno de los retos del yoga: aprender a encontrar la posición justa entre «firmeza» y «relajación». En efecto, mantener la postura exige la tonicidad de ciertos músculos pero, para prolongarla en el tiempo, hay que colocarse cómodamente y relajar los músculos que no se utilizan directamente. El hecho de efectuar un trabajo muscular estático tiene profundas repercusiones fisiológicas. En primer lugar, la estabilidad en la postura se acompaña automáticamente de la estabilidad de la mente.

Algunas posturas solo duran el tiempo de una suspensión de la respiración no forzada, con los pulmones llenos o los pulmones vacíos, otras se practican con una respiración constante. Esto se precisa en cada una de ellas en las páginas siguientes. No hagas trampas.

3. La ausencia de repetición

Durante la sesión, no debes repetir las posturas varias veces: solo tienes que colocarte, aguantar la postura y después deshacerla. Nada más.

En efecto, el yoga no se define en absoluto por la repetición del mismo movimiento varias veces, como ocurre con la gimnasia. Se trata esencialmente de efectuar una postura una sola vez y mantenerla durante un rato.

Experiméntalo y no digas de entrada: «Si no me sale bien esta postura, la repetiré». Al contrario, integra el hecho de que no la realizarás dos veces seguidas, de que solo tienes derecho a un intento y de que lo harás bien. Ten confianza en ti, tu cuerpo y tu cerebro son inteligentes, no necesitan dibujar un borrador antes de hacerlo «de verdad». Encontrarán por sí solos la manera más elegante y menos costosa para colocarte correctamente en una postura... Con la sublime ventaja de que te sentirás natural y totalmente centrada en el movimiento.

Los beneficios de las posturas durante una detox

El yoga es una disciplina física completa. No, no estás soñando, ¡el yoga es muy físico! La inmovilidad aparente es engañosa, porque a lo largo de la sesión, se realiza un trabajo de reforzamiento muscular profundo ¡y corres el riesgo de utilizar músculos cuya existencia ni siquiera habías sospechado!

Las posturas ejercitan los músculos de una manera especial: se contraen para trabajar, pero, en lugar de acortarse como si hicieras musculación, en yoga, se estiran. El resultado es que te moldeas y te afinas.

Los efectos internos, no visibles pero muy reales, también son muy potentes. Las posturas masajean o comprimen los órganos de la cavidad abdominal. Dado que la circulación sanguínea se estimula, los órganos están mejor nutridos, dinamizados y drenados: el hígado, los intestinos, los riñones, etc. Las reacciones en cadena que despiertan el metabolismo estimulan la digestión y la eliminación de las toxinas, lo cual añade un empujoncito muy eficaz a tu cura detox. ¡No es insignificante!

Gracias a la gestión de la respiración, no te fatigas durante una sesión, al contrario, las posturas multiplican el tono y la vitalidad. ¡Prueba una sesión un día que te sientas realmente desinflada y te darás cuenta de que se recargan eficazmente tus baterías!

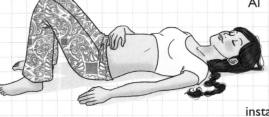

Al respirar mejor, renuevas el aire que se encuentra en los pulmones y estos se limpian. Es un efecto detox suplementario, pero seguramente te gustará más sentir que tu sistema nervioso se regula al ritmo de la respiración. Entras en conexión con el momento presente y sientes instantáneamente los efectos calmantes.

Consejos para practicar bien en solitario

Practicar el yoga en casa tiene muchas ventajas: eliges el horario, vas a tu ritmo, no tienes que pagar por un curso, etc. Sin embargo, practicar en solitario no es un ejercicio fácil y puedes encontrarte desorientada y no estar totalmente segura de efectuar correctamente las posturas. Este cuaderno te dará

unas bases útiles y unas indicaciones precisas para practicar tranquilamente, pero nunca podrá sustituir la experiencia de una clase guiada
por un profesor.

En especial, si nunca has practicado yoga o si tienes un dolor molesto,
es más prudente tomar algunas clases para principiantes antes de
lanzarte en solitario.

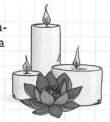

Elegir el mejor momento

En las curas de yoga detox, se recomienda practicar por la mañana para empezar bien la jornada, o bien al final del día para eliminar las tensiones. Pero, evidentemente, no hay ningún
inconveniente en hacer yoga en otro momento. Busca el horario que mejor se
adapte a tu empleo del tiempo, a tu mente y a tu cuerpo. El único imperativo
es no practicar yoga después de una comida, es decir, en el momento de la
digestión. Respeta un intervalo de descanso durante las 2 horas siguientes a
una ingesta alimentaria.

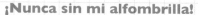

¡Nunca sin mi alfombrilla!

Al principio, los yoguis hacían sus ejercicios
sobre tierra batida, pero actualmente
seguro que te parece más cómodo
hacerlo sobre una alfombrilla, sobre
todo si es de un material natural y recicla-
ble, más conveniente. Más allá de la comodidad, la alfombrilla simboliza tu espacio per-
sonal, tu burbuja de bienestar. ¡Elígela de un color bonito
para que te estimule a desenrollarla a menudo!

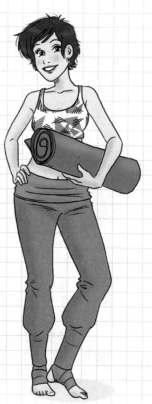

La ropa hace a la *yoguini*

Aunque el hábito no hace al monje, elige prendas cómodas
que no te aprieten en la cintura o alrededor de las articulaciones y que sean de un tejido natural (algodón, lana o lino),
para que la piel pueda respirar. Opta por unos leggings o un
pantalón ancho (el elástico no debe apretar) y privilegia un
corte con la cintura alta para no encontrarte con el ombligo al
aire en algunas posturas. En la misma óptica, una camiseta
ceñida se moverá menos. Última recomendación: el yoga se
practica descalzo o con calcetines.

Los diez mandamientos para practicar el yoga

1. ¡Serás benevolente contigo misma! **El primer principio es la esencia misma del yoga: la no violencia.**

2. **Evitarás absolutamente juzgarte.** Aquí no se trata de rendimiento, de competición o de proezas.

3. **Respetarás tu cuerpo.** Parte de tu situación basal y no te fuerces más allá de tus límites.

4. **Intentarás practicar, si es posible, con los ojos cerrados,** para centrarte mejor en las sensaciones.

5. **Adaptarás la intensidad de cada movimiento.** Para eso, ten en cuenta tu forma física del día.

6. **Intentarás entrar en la conciencia de tu cuerpo, ¡sin hacerte preguntas!** Intenta sentir lo que ocurre en ti durante la postura y justo después.

7. **Te tomarás el tiempo de respirar entre cada postura,** para oxigenar bien los músculos.

8. **Te tomarás un momento de calma,** al final de cada sesión.

9. **No harás yoga el día en que tengas fiebre** o estés enferma.

10. **Y sobre todo, ¡nada de yoga sin *bogha*!** Es el placer, el placer puro que resulta de la armonía. ¡Practica siempre con alegría!

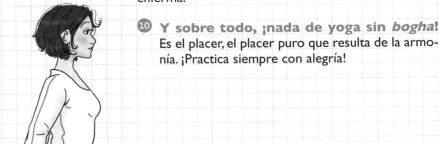

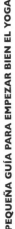

Capítulo 4

Aprendo a respirar bien para desintoxicarme en profundidad

La respiración ocupa un lugar muy importante en el yoga. Y es que la respiración es la vida; si bien puedes sobrevivir unas semanas sin comer e incluso unos días sin beber, no puedes dejar de respirar durante más de unos minutos.

Para los antiguos yoguis indios, el aire era ante todo una fuente de energía esencial, igual que la comida o la luz. Al absorber el aire y hacerlo circular por el cuerpo, no solamente se mantenían con buena salud, sino que además aumentaban su nivel energético.

Respirar bien es una necesidad básica, pero tomar conciencia de la respiración aportará una dimensión muy diferente a tu cura de yoga detox.

Cuando la respiración se calma, se vuelve amplia y fluida, utilizas plenamente la capacidad de los pulmones y te sientes llena de vida. La respiración es lo que establece la unión entre la mente y el cuerpo. Al recuperar el ritmo de una respiración profunda, acunas tu mente, gestionas mejor las emociones, y el bienestar se instala (casi) por sí solo…

Test: ¿Cómo respiras?

Para realizar este test, mira en línea recta hacia delante y haz dos respiraciones. Después, baja la cabeza, mira hacia abajo y repite las dos respiraciones.
Ahora, endereza la cabeza, ¿cómo te sientes?

¿Se te ha nublado ligeramente la vista? . . . . ❑ Si ❑ No

¿Has inspirado el aire con la boca abierta? . . . . ❑ Si ❑ No

¿Has sentido que se te elevaban los hombros? . . . . ❑ Si ❑ No

¿El pecho se ha hinchado? . . . . ❑ Si ❑ No

¿El vientre se ha quedado inmóvil? . . . . ❑ Si ❑ No

¿La lengua sigue pegada al paladar? . . . . ❑ Si ❑ No

¿Tienes las mandíbulas apretadas? . . . . ❑ Si ❑ No

¿Sientes los latidos del corazón? . . . . ❑ Si ❑ No

¿Has fruncido las cejas? . . . . ❑ Si ❑ No

¿Tienes una sensación de opresión en el pecho? . . . . ❑ Si ❑ No

¡Haz las cuentas!

Tienes cuatro (o más) SÍ

Respiras sin pensar en ello como la mayoría de las personas. A decir verdad, la respiración es un fenómeno automático tan natural que no tienes ninguna necesidad de prestarle atención. Pero almacenas muy poco aire y tu respiración sin duda es corta y superficial. Para respirar mejor, la clave es utilizar el diafragma, el músculo en el que descansan los dos pulmones. Las instrucciones de este cuaderno te permitirán adquirir la habilidad necesaria para respirar con facilidad y te aportarán todo el bienestar que esto produce. Podrás inspirarte con serenidad y la detox será más fácil…

Si tienes más de cuatro NO

Sin duda respiras de manera relativamente fluida, sin demasiadas tensiones, es un buen punto de partida. Respiración tras respiración, inspiras una media de 20.000 veces al día. La importancia de la respiración era tan grande para los antiguos yoguis que calculaban la duración de la vida, no en años, sino en número de respiraciones. Esto indica que no hay que malgastar un acto tan vital y que es preferible ralentizar el ritmo respiratorio. Las posturas y las respiraciones del yoga te permiten desarrollar su potencial.

Respira y oxigena los órganos

Cada órgano de tu cuerpo, cada célula, extrae su dinamismo de los intercambios gaseosos que tienen lugar gracias a la respiración. Un breve recordatorio anatómico: al inspirar, los pulmones se llenan de aire. Este aire rico en oxígeno penetra hasta el fondo de los pulmones, hasta los alveolos pulmonares, unas bolsitas que están en contacto con la circulación sanguínea. Allí tienen lugar los intercambios entre el aire y la sangre: la sangre intercambia el aire viciado por el dióxido de carbono eliminado por las células por el aire nuevo rico en oxígeno y después regresa hacia los órganos para distribuirlo. De esta manera, a través de la respiración, aportas energía a cada una de tus células, y el aporte correcto de oxígeno normaliza todas las grandes funciones del cuerpo: digestión, circulación, inmunidad, influjo nervioso, etc. También estimulas las capacidades de eliminación de las toxinas, las de los pulmones, evidentemente, pero también las de los intestinos o la piel. Alimentarte bien es un acto primordial porque los alimentos construyen el cuerpo, pero el hecho de respirar adecuadamente también es muy importante para los órganos: cuanto más oxígeno tengan, más se fortalecerán…

El diafragma pone en acción la respiración profunda

Cuando respiras superficialmente, el aire entra y sale como una ráfaga de viento, solo utilizas una parte muy pequeña del sistema respiratorio y, con mucha frecuencia, te olvidas de utilizar el diafragma, el principal músculo de la respiración. Este acaba por volverse perezoso y el aire deja de penetrar hasta la zona de intercambio de los alveolos pulmonares para ejercer allí su trueque vital, con lo cual los órganos no tienen su dosis de oxígeno.

El diafragma es el músculo fino que forma un amplio tabique flexible y móvil entre el tórax y el abdomen. Su papel en la respiración es fundamental: cuando se contrae, desciende, crea un vacío de aire en los pulmones y se produce la inspiración. Cuando se relaja, sube y se produce la espiración pasiva.

Los órganos internos se presionan contra él y se mueven al ritmo de estas contracciones. El corazón, situado encima, sigue su movimiento: en la inspiración, desciende y vuelve a subir en la espiración. ¿Me sigues? Es un poco técnico, pero conocer el propio cuerpo ayuda a controlar la respiración. El hígado, el estómago y todas las vísceras están situados por debajo del diafragma y, cuando este desciende en la inspiración, son rechazados hacia abajo, el vientre se hincha un poco y después recupera su posición en la espiración.

El ejercicio regular de estas presiones ritmadas masajea suavemente los órganos. De esta manera, respirando, tu vientre se encuentra feliz y apto para digerir bien.

¿Respirar? ¡Con mucho gusto!

La respiración también es el reflejo de tu estado interior. Cualquier emoción influye sobre ella y, como sabes, todas las alteraciones mentales tienen relación con un trastorno de la respiración. ¿Qué haces cuando tienes que enhebrar una aguja? Te concentras y…, ¡retienes la respiración, hasta que el hilo pasa por el agujero de la aguja! Como todo el mundo, tienes tendencia a retener la respiración en una situación de estrés, aunque sea banal. O bien la respiración se reduce y se vuelve irregular bajo la influencia de una emoción fuerte. Sin embargo, bloquear o limitar la respiración no hace más que amplificar el estrés y reforzar las contracturas. Pero, si bien las emociones influyen sobre la respiración, lo contrario también es cierto. ¡Regular la respiración afecta a las emociones! ¿Te has dado cuenta de que el simple hecho de relajar la respiración te ayuda a tranquilizarte y abre suavemente las regiones contraídas? Respirar tranquila y profundamente tiene un efecto casi instantáneo: la mente se calma y las emociones pasan… ¡Permítete el placer de respirar libremente!

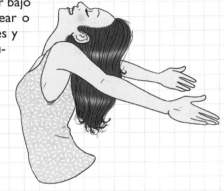

La nariz está hecha para respirar

Una de las características de las respiraciones utilizadas en el yoga es que se utiliza exclusivamente la nariz: la inspiración y la espiración tienen lugar por la nariz, con la boca cerrada. Porque la nariz contiene un sistema completo de limpieza, desinfección y acondicionamiento del aire. En el interior de las fosas nasales, el aire se filtra para evitar que se introduzcan gérmenes o partículas indeseables, Se humidifica ligeramente e incluso se calienta antes de llegar hasta los pulmones. Por lo tanto, respiras un aire más limpio que el que aspirarías por la boca. Otro hecho importante es que, a partir de la nariz, el prana, la energía vital, se transporta al cuerpo.

La práctica de *jala neti*

Para aprovecharte de las maravillosas capacidades de la nariz, practica como los indios el *jala neti*, la limpieza de los orificios nasales. Este acto de higiene también es perfecto como prevención, para evitar las enfermedades infecciosas, los resfriados o las sinusitis.

En la práctica

Vierte agua tibia salada en el *lota*. Calcula de 1 a 1,5 cucharaditas de flor de sal por 40 cl de agua. Remueve y espera que la sal se haya disuelto.
Colócate delante del lavabo.
Inclínate hacia delante y vuelve la cabeza hacia la derecha. Introduce el embudo en el orificio nasal izquierdo y vierte suavemente agua. El agua entra por un orificio nasal y sale por el otro.

Si el agua fluye hacia la garganta, modifica la posición de la cabeza. Mantén la boca abierta y respira tranquilamente. Después, pasa al segundo orificio nasal.

Una vez terminada la limpieza, sopla suavemente por la nariz para eliminar la humedad y suénate si es necesario, porque es indispensable secar bien los orificios nasales.

El *jala neti* puede practicarse todos los días según las necesidades.

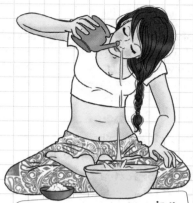

Siente la respiración

La respiración teje toda la sesión de yoga. Todo es un pretexto para dejar que utilices todas tus capacidades respiratorias sin esfuerzo. Una pizca de práctica vale más que grandes cantidades de teoría, así que primero túmbate sobre tu alfombrilla y después toma conciencia de la respiración.

Si el agua te pica en la nariz, es que la concentración de sal no es adecuada; realiza de nuevo el *jala neti* con un poco más o un poco menos de sal..

Primer enfoque: ¡haz una pausa!

Posición: túmbate de espaldas, con el cuerpo alineado, los brazos a los lados del cuerpo y las piernas extendidas.

En la práctica

¿Cómo te sientes en este momento? Tómate un tiempo para sentir el cuerpo: ¿tienes tensiones?, ¿sientes picores?, ¿sensaciones agradables?

Concédete el tiempo que necesites para relajarte y conseguir que el cuerpo entre en una neutralidad completa. Abandónate y deja que se calmen los latidos del corazón o el ritmo respiratorio se haga más lento.

Este momento de inmovilidad y de silencio es necesario para apartarte de las actividades precedentes y conducirte hacia la calma. Antes de cada una de las sesiones de yoga, realiza esta pausa indispensable para interiorizarte.

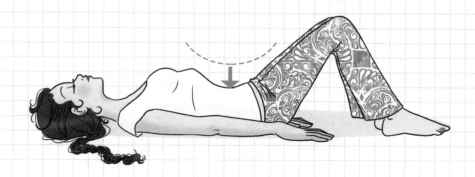

La respiración de la sesión

Ahora estás preparada para descubrir la respiración ventral, que nosotros llamaremos la «respiración pequeña», y la respiración completa o «respiración grande» en este libro. Estas respiraciones dan ritmo a las sesiones, se sitúan siempre al final de una postura y antes de la siguiente, para hacerte ganar energía.

Las respiraciones pequeñas (ventrales)

Posición: túmbate de espaldas, con las rodillas dobladas y los pies colocados planos en el suelo; coloca una mano ligeramente sobre el vientre y el otro brazo a lo largo del cuerpo.

En la práctica

Centra la atención en el abdomen, inspira y espira por la nariz, obsérvate. Siente el movimiento casi imperceptible de vaivén bajo los dedos de las manos. Al inspirar, el vientre se eleva ligeramente y, cuando espiras, baja suavemente. Poco a poco, el movimiento se amplifica. Estos vaivenes se producen sin tensiones, sin voluntad, simplemente déjalos hacer..

Eso es, estás experimentando la respiración del diafragma que acompaña a todos los momentos de calma.

La gran respiración (completa)

Una vez que el ritmo respiratorio de la pequeña respiración sea totalmente regular, estás preparada para hacer una respiración más amplia.

Posición: tumbada de espaldas, con las piernas extendidas y los brazos a lo largo del cuerpo, con las palmas de las manos vueltas hacia el techo.

En la práctica

- Empieza por inspirar, siente que el vientre se hincha y prolonga la inspiración abriendo las costillas.
- Suspende el movimiento de inspiración y retén el aire manteniendo las costillas abiertas; cuenta con los dedos hasta 5 o hasta 10, por ejemplo, según tus posibilidades.
- Espira muy lentamente por la nariz dejando que la caja torácica y el vientre bajen, no utilices los músculos, deja que el movimiento se produzca de manera natural.
- Suspende el movimiento espiratorio y cuenta de nuevo con los dedos para igualar la duración de las retenciones de la respiración.
- Recupera tu vaivén natural.

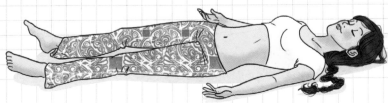

El tiempo de silencio de esta respiración (las retenciones al final de la inspiración y al final de la espiración) deben ser iguales entre sí y no superar nunca 16. No te fuerces, este tiempo se prolongará por sí mismo progresivamente.

Con un poco de experiencia, contarás por «dobles»: inspiración de 4 segundos, espiración de 8 segundos y tiempo de retención de 16 segundos. No vayas demasiado deprisa, calma la respiración. Si sientes que te falta el aire, es que has ido demasiado lejos en las retenciones de aire. **Acorta su duración para encontrar tu zona de confort.**

Las respiraciones del final de la sesión

Estas dos fórmulas de respiración se sitúan al final de la sesión de yoga. No olvides reservar al menos 5 minutos a practicarlas, tomándote tu tiempo, después de las posturas.

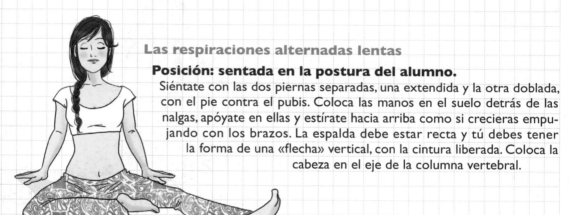

Las respiraciones alternadas lentas

Posición: sentada en la postura del alumno.

Siéntate con las dos piernas separadas, una extendida y la otra doblada, con el pie contra el pubis. Coloca las manos en el suelo detrás de las nalgas, apóyate en ellas y estírate hacia arriba como si crecieras empujando con los brazos. La espalda debe estar recta y tú debes tener la forma de una «flecha» vertical, con la cintura liberada. Coloca la cabeza en el eje de la columna vertebral.

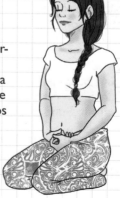

O bien siéntate en la postura del diamante.

Sentada sobre los talones, con las rodillas juntas y la columna vertebral recta.

Los isquiones se sitúan sobre los talones; estírate hacia arriba como si crecieras sin ponerte rígida, coloca las manos libremente sobre los muslos, con las palmas abiertas vueltas hacia arriba, los hombros y los brazos flexibles. Tienes que sentirte a la vez estirada hacia arriba y relajada.

En la práctica

- Con la ayuda de uno o dos dedos situados en la mejilla cerca de un orificio nasal, ensancha este orificio e inspira cómodamente. Mantén el orificio nasal abierto con los dedos y retén el aire mientras cuentas según tu comodidad, idealmente hasta 16.
- Pasa al segundo orificio nasal para espirar: ábrelo con los dedos y espira suavemente. Inspira de nuevo manteniendo el orificio nasal ensanchado, retén el aire y cuenta hasta 16. Espira por el otro orificio nasal, etc.
- Repite el ciclo varias veces.

Las respiraciones alternas rápidas

Posición: colócate en las mismas posiciones que para la respiración anterior (postura del alumno o en diamante).

En la práctica

Coloca dos dedos en una mejilla cerca de un orificio nasal, ábrelo y después inspira y espira por el mismo lado. Pasa inmediatamente al otro orificio nasal, ensánchalo, inspira y espira. El movimiento debe ser más o menos rápido, el tiempo de inspirar brevemente y de espirar sacando el aire rápidamente por el orificio nasal abierto.

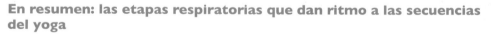

En resumen: las etapas respiratorias que dan ritmo a las secuencias del yoga

Al principio de la sesión: en posición tumbada de espaldas
- Empieza por hacer una pausa para centrarte en tus sensaciones.
- Continúa con respiraciones pequeñas.
- Después haz una respiración grande.

Después de cada postura: en posición tumbada de espaldas o sentada
- Haz una pausa para recuperar la neutralidad.
- Continúa con respiraciones pequeñas.
- Después haz una respiración grande.

Al final de la sesión: en posición sentada
- Haz respiraciones alternas lentas.
- Acaba con respiraciones alternas rápidas.

Capítulo 5
Mi yoga detox vitalidad día a día

Durante tu cura de yoga detox «suave» o «energética», todo transcurre, cada día, a la vez en el plato y en la alfombrilla de yoga, siempre respetando el cuerpo y la fisiología. Detectas y reduces la absorción de toxinas si adquieres buenos hábitos alimentarios (ver capítulo 2). Paralelamente, pones en marcha y refuerzas suavemente los procesos de desintoxicación naturales con una práctica del yoga adecuada, para liberar las tensiones y recuperar una energía nueva.

¡Un día bien completo constituye una fuente de alegría y plenitud, ideal para la moral, si comes de forma sana y te ofreces unos momentos para recuperarte!

En modo detox, es recomendable practicar estas sesiones cortas de yoga como mínimo 3 veces a la semana. Estas citas regulares contigo misma son terriblemente beneficiosas; duran justo el tiempo necesario para que desconectes y te pongas en la mejor forma física.

Elige la sucesión de ejercicios de la mañana como un trampolín para colocar tu cuerpo y tu mente en lo más alto y generar un impulso de energía tranquila que dure todo el día.

O bien opta por la de la noche, diseñada para liberar tu mente y centrarte, con objeto de aprovechar el tiempo de ocio o a fin de prepararte para una buena noche de sueño.

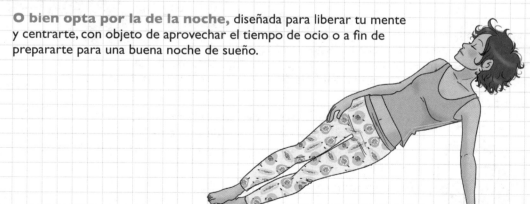

Me levanto todos los días con buen pie

¡Toma las riendas de tu vida para crear una rutina matinal que privilegie auténticos momentos de placer y te vuelvan muy ligera! Estos primeros actos son esenciales para poner en marcha la dinámica de la jornada. Aunque no seas de las que madrugan, levántate 20 o mejor 30 minutos antes de tu hora habitual; ¡el esfuerzo es mínimo y los resultados, sensacionales! Busca en la lista siguiente (¡es increíble todo lo que se puede hacer en 30 minutos!), prueba diferentes propuestas y encuentra la combinación que te permita empezar con buen pie…

- **Despiértate con suavidad:** todavía en la cama, estírate y gira hacia un lado para sentarte, enderézate, respira lenta y profundamente 2 veces y después levántate manteniendo la espalda recta.

- **Siente gratitud hacia la vida:** acaricia al gato, sonríe a tu pareja, a los rayos del sol que se filtran entre las cortinas, regálate un ramo de flores… ¡La vida es un regalo!

- **Bébete un vaso de agua tibia:** aquí no hay excusa posible…

- **¡Toma el poder!** En voz alta, formula de 1 a 3 objetivos razonables para la jornada, lo que quieres hacer en el trabajo, lo que harás por ti o para reforzar tus relaciones… Orientar la dirección de la mente es muy eficaz para movilizar la energía.

- **Prueba alguna limpieza ayurvédica,** como los pequeños rituales sencillos, pero decisivos, que los indios practican específicamente para purificarse y eliminar las toxinas (limpieza de la lengua, baño de boca, masaje, etc., ver a continuación).

La limpieza de la lengua

Desde hace siglos, los indios se rascan la lengua por la mañana para eliminar la capa blanca que se deposita encima durante la noche. El objetivo no es solamente eliminar el mal aliento, sino extraer las toxinas, el sarro, las impurezas, los residuos de secreciones del sistema digestivo, etc.

En la práctica

Utiliza un rascalenguas o, en su defecto, el borde de una cucharita, empieza por la raíz de la lengua y sigue hacia delante en 2 o 3 pasadas. Pensándolo bien, sería extraño lavarse los dientes y no ocuparse de la lengua, ¿verdad?

Frecuencia: cada día.

El baño de boca con aceite

¿Te has fijado en los bonitos dientes blancos que tienen los indios? Quizá se debe a que utilizan siempre el método del baño de boca con aceite. La idea de enjuagarse la boca con aceite es un poco sorprendente. Sin embargo, se sabe que limpia y mejora de manera increíble la higiene de la boca, incluidos los dientes y las encías. Es un acto de desintoxicación suave y natural, pues el aceite arrastra consigo los gérmenes indeseables. Quizá le encuentres pronto el gusto a este ritual de higiene que aporta múltiples beneficios: aliento fresco, dientes sanos y brillantes, disminución del sangrado y de las irritaciones.

En la práctica
Toma 1 cucharada de aceite (sésamo, coco o girasol, según tus gustos) y hazla circular entre los dientes durante 10 a 15 minutos. Se mezclará con la saliva y se volverá blanco; sobre todo, no te lo tragues, escúpelo antes de cepillarte los dientes.

Frecuencia: en curas de 2 semanas.

El masaje con aceite

Nutre la piel con un aceite que hidrata en profundidad: ¡el aceite de sésamo! Se emplea mucho en los masajes indios, se absorbe rápidamente sin dejar una capa grasa. Regenera y flexibiliza la piel y lo mejor es que penetra hasta las articulaciones, en las que mejora la rigidez o el dolor.

En la práctica
Elige un aceite de sésamo bío, oscuro si el sésamo está tostado y con un ligero olor a avellana, o blanco si no está tostado y con un olor neutro. Caliéntalo entre las manos, date un masaje suave en los dedos y las muñecas con movimientos fuertes y profundos, sube a lo largo de los brazos hasta los hombros. Pasa a las piernas efectuando movimientos ascendentes. Después masajea el vientre, con movimientos suaves en círculos, y la espalda. Insiste en las articulaciones con un masaje prolongado.

A continuación, puedes tomar una ducha bien caliente o un baño.

Bastan 10 o 15 minutos de masaje para mejorar la oxigenación de los tejidos, estimular la circulación sanguínea y linfática, y contribuir a la liberación de las toxinas. De esta manera, entablas una relación simple y positiva con tu cuerpo.

Frecuencia: cada día, si es posible. Una vez a la semana como mínimo.

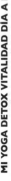

Mi secuencia de yoga «suave y energética»

¡Ya estás preparada para tu sesión de yoga! Mantén tu cuaderno al alcance de la mano y desenrolla la alfombrilla de yoga para instalarte.

La sesión de la mañana empieza con una selección juiciosa de posturas para flexibilizarte y despertar tu energía. El conjunto propuesto a continuación está ordenado en un mínimo de medios para un máximo de efectos positivos: ¡respeta cada una de las etapas para que tu «mecánica» les saque el mejor partido!

¿Cuál es el objetivo? La sucesión de estas 5 posturas está diseñada para «aceitar» los engranajes de tus articulaciones, todavía rígidas después de la noche, dar un buen masaje a los órganos de la digestión y la eliminación, y oxigenarte generosamente, para activar los procesos internos que favorecen el metabolismo y la eliminación de las toxinas.

Duración de la sesión matinal: 20 minutos

Lo esencial que debes recordar
Practica las posturas como si entablaras un diálogo contigo misma.
El secreto reside en la conciencia de los movimientos.
La dosificación de la respiración en las posturas debe hacerse con delicadeza.
El yoga se practica con el estómago vacío, disfrutarás de tu desayuno después de la sesión.

Desarrollo de la sesión

Túmbate sobre la alfombrilla, extiende bien la espalda y siente cómo respiras libremente.
Haz unas cuantas respiraciones pequeñas abdominales antes de hacer una respiración grande.

> **Si no tienes ganas de hacer yoga una mañana...**
> Estírate durante 2 minutos, de los dedos de los pies al cuello, pasando por las piernas, la espalda y los brazos. ¡A tus músculos, les encantará!

I. La preparación para el rocking

Posición de partida: tumbada de espaldas, con las rodillas flexionadas y los pies planos ligeramente separados.

1 Dobla una pierna hacia el vientre, con la rodilla sobre el pecho, y rodéala con las dos manos entrecruzadas.

2 Inspira tranquilamente y después espira, mantén los pulmones vacíos y acerca el muslo contra el vientre, levanta la cabeza estirando el cuello en el eje del cuerpo y estira lentamente la segunda pierna deslizando el talón por la alfombrilla.

3 Cuando tengas necesidad de inspirar de nuevo, vuelve a la posición de partida.

④ Cambia de pierna y repite las etapas 1 y 2.

⑤ Realiza los movimientos 2 veces con cada pierna alternando un lado y el otro.

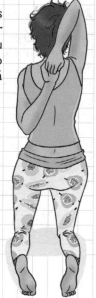

⑥ Termina en «huevo»: con las rodillas dobladas sobre el pecho, entrelaza los dedos, espira y levanta la cabeza estirando el cuello. Deshaz la postura cuando tengas necesidad de inspirar.

> **Entre cada postura, haz un paréntesis en tres tiempos antes de empezar la postura siguiente:** una tregua para recuperar una respiración fluida, una toma de conciencia de la respiración pequeña y después una única respiración grande (ver p. 38).
> Túmbate de espaldas o siéntate en la postura del alumno, como prefieras, después de las primeras posturas en función de tu vivencia. Pero, después del plano inclinado (postura n.º 4) y el triángulo (postura n.º 6), estarás sentada en la postura del diamante (ver p. 47) para efectuar las respiraciones.

Esta sucesión se construye sin prisa, por etapas. Siempre que se realice sin contracción de los hombros o el vientre, produce un automasaje de la espalda y alinea toda la columna vertebral.

2. El arco

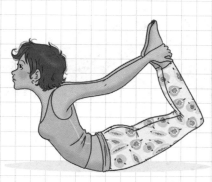

Posición de partida: tumbada boca abajo, con el mentón en el suelo y las piernas libremente separadas, sujétate los tobillos uno después del otro con las manos; intenta relajarte antes de colocarte en la postura.

❶ Con el mentón en el suelo, realiza una inspiración cómoda para poder retener el aire con los pulmones llenos.

❷ Al ralentí, intenta separar las piernas de la alfombrilla despegando los muslos y subiendo los pies hacia el cielo. Mantén los brazos contraídos. Eleva el busto, arrastrado por los brazos, y levanta la cabeza.

❸ Mantén la postura con la tensión muscular justa necesaria.

❹ Cuando tengas necesidad de espirar, vuelve a la alfombrilla y relaja la postura.

Bien planteada, esta postura debe imperativamente realizarse una vez que hayas terminado de inspirar y después se mantiene con los pulmones llenos. ¡Sin hacer trampas! Solo debes hacer una vez la postura, es un factor importante para su eficacia. Confía en tu respiración y no la fuerces. La postura durará un tiempo relativamente corto al principio, pero la comodidad respiratoria te permitirá progresar rápidamente.

3. La semicabeza de vaca

Posición de partida: de rodillas, con las rodillas separadas a la anchura de la pelvis y la cabeza en el eje del cuerpo.

❶ Estira progresivamente la espalda impulsando la parte superior de la cabeza hacia el cielo.

❷ Contrae los glúteos y aprieta el vientre; la pelvis se desplaza ligeramente hacia delante. Es tu pedestal, que tendrás que mantener estable durante toda la postura.

③ Eleva un brazo pegado a la oreja hacia el cielo y dobla el codo para pasar el brazo por detrás de la cabeza. El otro brazo cuelga a lo largo del torso, con el hombro bajo. Dóblalo y llévalo hacia la espalda. Las dos manos se buscan hasta que se tocan. Si puedes, une los dedos de ambas manos a modo de gancho. Si no puedes, deja las manos abiertas y planas en la espalda.

④ Mantén la cabeza enderezada, respira de forma natural y aguanta la postura.

⑤ Vuelve a la posición de partida, verifica que los glúteos y el vientre estén bien contraídos y haz la postura por el otro lado.

Sin dejar caer la cabeza hacia delante o hacia el lado, realizas un trabajo inhabitual con los hombros y los brazos sin forzar. Respira de forma continua; la respiración te ayudará a no crisparte inútilmente.

4. El plano inclinado

Posición de partida: de rodillas sobre la alfombrilla, con los antebrazos en el suelo, los codos muy separados, las manos dobladas una sobre la otra y la frente apoyada en las manos; busca la distancia adecuada para las rodillas, ni demasiado separadas ni demasiado poco, tienen que ser perpendiculares a la alfombrilla y estar suficientemente lejos de los brazos para estirar toda la longitud de la espalda.

① Fija la pelvis mediante la contracción del vientre y extiende una pierna hacia atrás, con el pie en el suelo.

② Levanta la pierna y tensa la rodilla manteniendo el pie en el eje para obtener un plano inclinado del talón a la nuca. Respira libremente.

③ Baja la pierna extendida y cambia de lado.

Para mantener esta postura en plano inclinado en la que se respira de forma continua, lo importante es que te coloques correctamente desde el principio: busca la separación adecuada de las rodillas y respeta la colocación de los codos en la misma línea que las manos. Después, procura no desviarte hacia un lado al levantar la pierna.

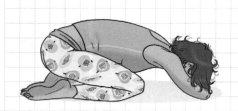

Posición doblada: cuando hayas extendido alternativamente una pierna y después la otra, arrastra los brazos por el suelo y coloca (sin enderezarte) las nalgas sobre los talones; coloca los puños cerrados uno sobre el otro y apoya la frente encima. Tómate un momento de respiro abandonándote por completo, el tiempo que tarde la respiración en recuperar su ritmo natural. Después, en lugar de tumbarte para hacer las respiraciones, solo tienes que enderezar el busto para colocarte en la postura del diamante (ver a continuación), una postura sentada tradicional, para efectuar respiraciones pequeñas, seguidas de una grande.

5. Postura del diamante

Posición: sentada sobre los talones, con las rodillas una contra la otra y la columna vertebral recta.

❶ Los isquiones se sitúan sobre los talones; estírate hacia el cielo como si crecieras sin ponerte rígida, coloca las manos libremente sobre los muslos, con las palmas abiertas y vueltas hacia arriba, los hombros y los brazos flexibles. Tienes que sentirte a la vez estirada hacia arriba y relajada.

❷ En esta posición, escúchate respirar libremente, la respiración se organiza poco a poco de manera fluida. Tómate el tiempo de efectuar respiraciones pequeñas.

❸ Después termina con una única respiración grande.

6. El triángulo en torsión

Posición de partida: de pie, con las piernas ligeramente separadas, los pies paralelos y los dos brazos horizontales a la altura de los hombros. Contrae las rodillas.

❶ Inspira y mantén los pulmones llenos, lleva las nalgas hacia atrás, dobla la cintura y baja de frente tan abajo como puedas, con la espalda bien recta, sin doblar las rodillas.

❷ Haz girar los brazos abiertos y coloca una mano en el suelo cerca del pie opuesto (o de la pierna opuesta, si no llegas). Espira suavemente, gira la cabeza hacia el cielo y mantén la posición, con los pulmones vacíos.

❸ Inspira de nuevo y vuelve al centro, dejando que la cabeza y los brazos cuelguen hacia el suelo.

❹ Enderézate lentamente con la espalda recta.

❺ Repite por el otro lado.

Si mantienes los pies bien fijos en el suelo y no doblas las rodillas, la línea de tensión muy dinámica de las piernas estimula la energía y te aporta tono.

Fin de la sesión

Siéntate en la postura del diamante o en la postura del alumno (ver p. 39) y dedica unos minutos a efectuar respiraciones alternas lentas y después rápidas (ver pp. 39 y 40).

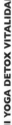

Me recupero después de una jornada de trabajo

¡Ya sabes hasta qué punto es saludable relajarse después de una jornada de dura labor, para proteger tu equilibrio! A continuación, encontrarás algunas sugerencias para relajar el cuerpo y recuperar la paz interior…

- **Ponte una ropa agradable:** las prendas de vestir transmiten un mensaje; cuando te cambias de ropa, cortas con el entorno de trabajo y pasas a un modo de relajación.

- **Practica la detox digital:** si no tienes una necesidad imperiosa de estar localizable, apaga el teléfono móvil y resérvate **un periodo de relajación total de 20 minutos.**

- **Respira el aceite esencial que calma la mente y endulza la vida:** la mandarina (*Citrus reticulata*). Es el antídoto del estrés y contiene moléculas que estimulan la secreción de endorfinas, las hormonas euforizantes. Para recuperar la alegría de vivir y la alegría, viértete unas gotas en un difusor eléctrico y ponlo en marcha 15 minutos. También puedes verter 2 gotas en el hueco de las muñecas e inspirar profundamente, con la nariz entre las manos.

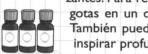

Mi relajación exprés

Si no tienes ganas de hacer yoga, al menos desenrolla la alfombrilla para una minirrelajación…

- Túmbate boca abajo, con el mentón ligeramente entrado y apoyado en el suelo, los brazos a lo largo del cuerpo y las piernas una contra la otra. «Escanea» tu cuerpo empezando por los tobillos y subiendo a lo largo de las piernas, la espalda, los brazos y, finalmente, la cabeza; dirige la atención a las sensaciones que experimentas en cada parte del cuerpo y relájalas a medida que las repasas. Respira tranquilamente y sé consciente del peso del cuerpo, de sus contornos y su densidad.

Duración: 3 minutos.

- Colócate de espaldas, con los brazos y las piernas extendidos, y la cabeza en el eje del cuerpo. Vuelve a escanearte empezando por la cabeza hasta los dedos de los pies. Sé consciente de la relajación de todo el cuerpo.

Duración: 3 minutos.

Mi secuencia de yoga «antiestrés y energética»

Al regresar a casa, hay días en los que te sientes presa de la fatiga y solo tienes un deseo: acurrucarte en el sofá y mirar tu serie favorita… ¡Sin embargo, esto tiene un riesgo importante de acentuar tu sensación de descenso de la energía! Porque tu cuerpo lo que necesita es estirarse y oxigenarse mejor. Por lo tanto, te resultará mucho más beneficioso realizar esta sucesión de yoga, para distanciarte de la mente y liberar el cuerpo de sus tensiones. Te sentirás realmente regenerada para disfrutar del anochecer…

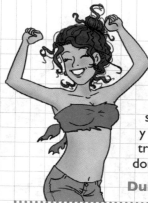

Se trata de una sucesión de 8 posturas, especial para descansar, relajar progresivamente las principales zonas de tensión del cuerpo y actuar sobre el sistema nervioso para calmarlo.

¿Cuál es el objetivo? En el proceso de detox del organismo, la sucesión de posturas se centra en el drenaje de los líquidos del cuerpo y la activación de la circulación, para eliminar los residuos estancados. El trabajo de desintoxicación tiene lugar en profundidad, mientras te abandonas con suavidad a una profunda relajación.

Duración de la sesión: 30 minutos.

Lo esencial que debes recordar

Respira y escúchate respirar durante las posturas…, pero también entre las posturas. Inspira y espira de forma natural, detente un poco en el pequeño intervalo que se establece tranquilamente antes de inspirar de nuevo.

La respiración te lleva al momento presente y te libera del ruido incesante de la mente.

Desarrollo de la sesión

Prepararse antes de empezar…

Es indispensable una relajación muscular global antes de realizar las posturas.

• Túmbate de espaldas, relájate, concéntrate en el cuerpo e interiorízate.

• Después recupera el contacto con tu respiración, efectúa una serie de respiraciones pequeñas y, cuando estés preparada, una respiración grande (ver p. 38).

Respeta un tiempo de neutralidad y de respiración antes de realizar la postura siguiente, para no arrastrar contigo los residuos de tensión debidos a la postura anterior.

— Túmbate de espaldas y tómate un momento para prepararte sin hacer nada.

— Efectúa varias respiraciones pequeñas abdominales.

— Haz una sola respiración grande.

Entre cada postura, debes realizar el mismo ritual de recuperación con respiraciones.

1. El gato

Posición de partida: a cuatro patas, con los hombros en línea con las manos, los codos extendidos, las rodillas separadas a la anchura de la pelvis, los muslos verticales y la espalda horizontal.

❶ Inspira mientras arqueas la espalda hacia abajo al ralentí, desde la pelvis hasta los hombros, levanta la cabeza y quédate así durante un tiempo cómodo, con los pulmones llenos.

❷ Espira mientras arqueas la espalda hacia arriba lentamente, desde la pelvis hasta los hombros, baja la cabeza entre los brazos y quédate así un tiempo cómodo, con los pulmones vacíos.

❸ Repite varias veces la alternancia de espalda arqueada hacia arriba y espalda arqueada hacia abajo siguiendo tu ritmo respiratorio.

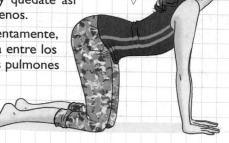

Busca tu ritmo, sin prisa, entre el aire que entra y el aire que sale. Insiste en la tensión de los brazos; la columna vertebral se desenrolla, se abre y se estira suavemente. No coloques el «piloto automático», centra la atención en el movimiento de la espalda.

2. La cobra

Posición de partida: tumbada boca abajo, coloca los brazos doblados sobre la alfombrilla y acerca los codos al busto, con las piernas ligeramente separadas.

1 Inspira cómodamente, sabiendo que después realizarás una retención de aire. Extiende la cabeza hacia el cielo y eleva el busto gradualmente ayudándote de un ligero impulso de las manos. Mantén la postura, con el cuello extendido y los hombros bajos.

2 Cuando tengas ganas de espirar, despega las palmas de las manos de la alfombrilla e imagina que una pelota de tenis se desliza debajo.

3 Espira y baja el busto.

Imagina que tienes una manzana colocada en la parte superior de la cabeza cuando haces esta postura; la espalda y el cuello se estirarán de forma natural. Es inútil tensar los brazos (los hombros correrían el riesgo de subir hasta las orejas), mantenlos semiflexionados: solo los antebrazos se despegan de la alfombrilla y estás segura de que has realizado correctamente la postura.

3. El medio puente

Posición de partida: tumbada en la alfombrilla, con los brazos colocados a lo largo del busto, las rodillas dobladas y los dos pies separados a la anchura de la pelvis.

1 Contrae los glúteos y después, apoyándote en los pies, eleva lentamente la pelvis hacia el cielo. Continúa empujando con los pies para levantar la pelvis tan arriba como puedas.

2 Coloca las manos como apoyo en la pelvis, equilibra los puntos de apoyo de los pies y los codos.

3 Respira normalmente y mantén la postura unos instantes.

4 Cuando sientas que el cuerpo se carga con demasiadas tensiones, quita las manos y coloca los brazos a lo largo del busto. Baja muy despacio desenrollando la espalda poco a poco en el suelo.

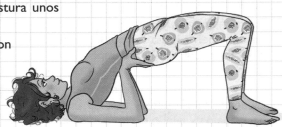

No olvides despegar el cuello de la alfombrilla. De esta manera, la espalda forma una curva interesante y el descenso muy frenado libera todos los eslabones de la cadena vertebral.

4. La mesa

Posición de partida: tumbada de espaldas, dobla las dos rodillas sobre el abdomen.

1 Coloca los dos brazos bien extendidos en posición vertical.

2 Levanta una pierna hacia el cielo, sin intentar extender la rodilla del todo, y después la otra pierna.

3 Mantén la postura respirando continuamente.

No debes sentir ninguna contracción muscular en las piernas, deben ser muy ligeras, mientras que los brazos son tónicos y firmes hasta la punta de los dedos.

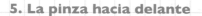

5. La pinza hacia delante

Posición de partida: sentada, con las piernas extendidas hacia delante una junto a otra y las manos colocadas a ambos lados de la pelvis; mantén la punta de los pies dirigida hacia el cielo.

1 Ayúdate de una inspiración suave para estirar la cintura, elévate como si crecieras, dirigiendo la cabeza hacia el cielo.

2 Con la espalda bien estirada, inclínate hacia delante hasta colocar el vientre sobre los muslos. Eleva las rodillas tanto como sea necesario para que la espalda quede bien recta. Sujeta con el índice el dedo gordo de los pies, acentúa la bóveda plantar y coloca los dedos en gancho alrededor de los dedos de los pies.

3 Espira suavemente, después quédate un rato con los pulmones vacíos en esta posición. Relaja la nuca y los brazos, así como la espalda, solo los pies se mantienen en tensión.

4 Cuando tengas necesidad de inspirar de nuevo, enderézate lentamente, con la espalda siempre recta.

Sé benevolente contigo misma, permítete flexionar las rodillas, porque lo importante es que la espalda esté recta y, como en todas las posturas, intentar mantenerla durante cierto tiempo.

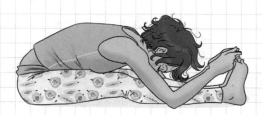

6. El pez con las piernas cruzadas

Posición de partida: tumbada de espaldas, dirige las rodillas dobladas sobre el abdomen y cruza los pies.

1 Con la ayuda de una mano para sujetar el pie opuesto, coloca una pierna doblada en la alfombrilla, con el talón cerca de la pelvis, y después la otra. Abandona pasivamente las piernas dobladas y cruzadas. Evita superponer los pies o deslizarlos bajo una pierna, déjalos libres.

2 Estira la cintura y sujeta cada codo con la mano opuesta, coloca los brazos a modo de corona alrededor de la cabeza. Instálate cómodamente.

3 Mantén la posición respirando de forma continua.

4 Cambia de pierna y de brazo, siguiendo las mismas precauciones anteriores.

En esta destacable postura de relajación, puedes añadir una relajación de las tensiones de la cara: elimina cualquier tensión en la frente, la zona entre las cejas, los ojos, la mandíbula…

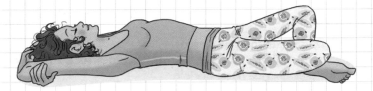

7. El yoga mudra en diamante

Posición de partida: sentada sobre los talones en la postura del diamante (ver p. 39).

1 Coloca los pulgares sobre la palma de las manos y cierra los puños. Coloca los puños cerrados sobre la ingle, en la parte superior de los muslos, y relaja los hombros.

2 Inspira, estira la espalda y bascula el busto hacia delante, sin arquear la espalda, hasta situar el vientre sobre los muslos y después la frente en el suelo delante de las rodillas.

3 Espira y mantén la posición, con los pulmones vacíos; los puños quedan comprimidos sobre los muslos. Relaja los hombros, los brazos, la espalda y la nuca.

4 Cuando tengas necesidad de inspirar de nuevo, enderézate, con la espalda bien recta.

Como en todas las posturas, el retorno a la posición de partida se produce con la misma atención que para instalar la postura, la espalda se mantiene rectilínea y estirada.

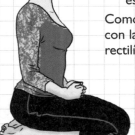

8. La torsión en el suelo

Posición de partida: tumbada de lado, con el cuerpo rectilíneo, la rodilla de la pierna supe-rior colocada sobre la alfombrilla, los dos brazos extendidos hacia delante a la altura de los hombros y las manos una sobre la otra.

1. Estírate, empujando con el talón de la pierna inferior, y fija firmemente la rodilla superior a la alfombrilla; no debe levantarse.

2. Desliza el brazo superior para abrir los hombros, la cabeza sigue pasivamente el movimiento.

3. Dobla el brazo superior y coloca la mano sobre el hombro.

4. Respirando de forma natural, deja que descienda pasivamente el brazo doblado hacia la alfombrilla.

5. Relaja la posición y colócate hacia el otro lado.

No debes forzarte, esta postura se realiza de manera lenta y pasiva. Respira de manera fluida y tranquila; a medida que las tensiones se relajan, el codo doblado cae en dirección a la alfom-brilla. Cuando el codo toque la alfombrilla, puedes abrir el brazo y quedarte con los brazos en cruz.

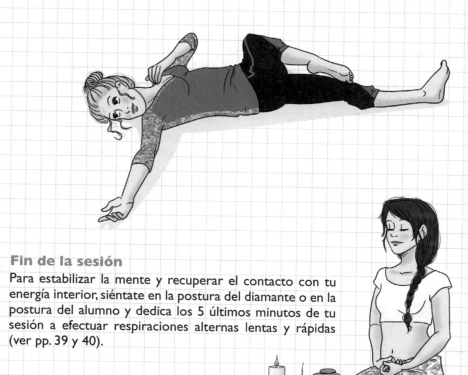

Fin de la sesión

Para estabilizar la mente y recuperar el contacto con tu energía interior, siéntate en la postura del diamante o en la postura del alumno y dedica los 5 últimos minutos de tu sesión a efectuar respiraciones alternas lentas y rápidas (ver pp. 39 y 40).

Capítulo 6

Mi cura de yoga detox antiestrés en un fin de semana

La cura de yoga detox exprés es un paréntesis para intercalar en tu agenda, en cuanto sientas que tienes que reaccionar e iniciar una contraofensiva seria ante el exceso de toxinas que te quitan la energía o te minan la moral.

Con un poco de motivación, la cura es fácil de seguir, porque es de corta duración. ¡Es incomparable para purificarte tanto por dentro como por fuera! Después de estos dos días, una nueva respiración te permitirá rebosar de una buena energía.

¿Cuándo? Tu cura **se inicia el viernes por la noche** y **termina el domingo por la noche.** Su objetivo es **estimular tus funciones de depuración** eliminando todo lo que sea difícil de digerir y **realizando sesiones de yoga** para conseguir un **bienestar total.** Esta cura puede realizarse de 2 a 4 veces al año, idealmente en los cambios de estación. Constituye un preludio perfecto para empezar con unas bases sanas porque, una vez que le hayas tomado el gusto a la sensación de bienestar, no tendrás ninguna gana de desviarte del camino.

¿Cómo? Durante estas 48 hora, intenta mantenerte alejada de cualquier fuente de estrés y quédate tranquila en casa para recuperarte: el cuerpo necesita serenidad y energía para desintoxicarse. Aíslate de la contaminación y el ruido, rechaza las invitaciones, adapta en la medida de lo posible tu ritmo al de la naturaleza y concédete un máximo de placeres simples: holgazanear, caminar por el campo, cantar bajo la ducha, leer un buen libro, soñar mirando el cielo, meditar, respirar, en una palabra, descansar…

No conseguirás gran cosa de tu programa si empiezas en guerra contigo misma: tu disposición mental es determinante en los resultados que obtengas. No te fuerces, al contrario, tómate el tiempo de planificar con mucha calma el desarrollo de tu cura y de mantener una relación simple y positiva con tu cuerpo. En las páginas siguientes, te proponemos un programa detallado para realizar una detox con un máximo de serenidad y eficacia. Pero, sobre todo, escúchate, porque quizá será necesario adaptarlo a tus necesidades muy personales. Recuerda que, cuando cierta paz de espíritu preside tu proceso, accedes a lo mejor de ti. La armonía crea un contexto favorable para la actividad de desintoxicación y constituye la mejor de las aliadas de tu programa de purificación. ¿Empezamos?

Los imprescindibles de mi plato detox

Una alimentación perfectamente adaptada permite limpiar y favorece la eliminación, en especial por el hígado, los intestinos y los riñones. Su principio es simple: algunos alimentos necesitan más energía para digerirse de la que proporcionan. Una vez que hayas comprendido esta ecuación vital, sabrás lo que tienes que hacer para obtener rápidamente un buen efecto detox: elimina todos los alimentos más o menos indigestos y que generan residuos. A la inversa, come con placer los que sean ricos en nutrientes y fáciles de asimilar.

Las estrellas de mi cura para consumir a voluntad ☺

* Verdura fresca de temporada, cruda o cocida
* Limón y otras frutas frescas: manzana, plátano, uva, albaricoque
* Hierbas frescas o liofilizadas: perejil, cebollino, albahaca
* Especias: cúrcuma, canela, jengibre, comino
* Pescado extraído del mar (no de piscifactoría, excepto si es bío) y marisco

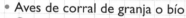

* Aves de corral de granja o bío
* Grasas sanas: aceite de oliva o de colza, grasa de coco
* Infusiones de plantas desintoxicantes: romero, alcachofa, hinojo, grosella, vid roja, ortiga

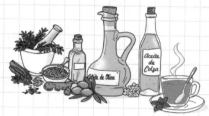

Los alimentos que debes evitar totalmente (temporalmente) ☹

* La leche y todos los alimentos que la contienen: yogur y queso de vaca, oveja o cabra
* Todo lo que contenga cereales: trigo, arroz, maíz, quinoa…
* Todas las legumbres: lentejas, alubias…
* Todos los azúcares y los edulcorantes: azúcar blanco y moreno, miel, jarabe de agave, aspartamo
* Las proteínas «pesadas»: huevo, carne roja, embutidos
* Las grasas cocidas, la mantequilla y la margarina
* Todos los estimulantes: café, alcohol, refrescos, té, chocolate

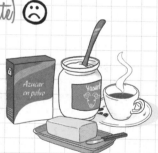

* Las patatas
* Los productos industriales dulces o salados

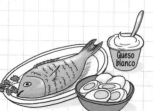

> **Prepara la lista de la compra**
> ¡Haz la compra para estar segura de tener todo lo necesario a mano! Necesitarás sobre todo gran cantidad de verdura fresca, unos limones y mucha agua mineral débilmente mineralizada (ver p. 20). Opta por los productos bío, ¡puesto que la idea fundamental es librarte de las toxinas y no añadir más!

Mi programa paso a paso: viernes

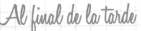

Al final de la tarde

Tu detox se inicia según las reglas del arte la noche del viernes, que sienta las bases. Es un momento de transición, que permite desconectar de la rutina cotidiana, cambiar de ritmo e incitar al cuerpo y a la mente a ponerse juntos en reposo. No hagas nada en modo «tengo que» o «es necesario que»; asume totalmente tus buenas resoluciones, te ocupas de tu bienestar y atrae este impulso positivo hacia ti.

No hay nada como un buen baño caliente

Para empezar tu fin de semana de purificación, date un baño caliente con sal marina para iniciar la limpieza interna. Coloca al lado de la bañera todo lo que vayas a necesitar: guante de exfoliación, toalla de rizo, bebida, sin olvidar una vela y música suave.

- Mientras fluye el agua, echa en el fondo de la bañera 500 g de sal marina gorda no refinada.
- Añade 1 vaso de bicarbonato sódico.
- Métete en el agua, tiene que estar tan caliente como sea posible. El objetivo es que transpires, por lo tanto continúa añadiendo agua caliente durante el baño.
- Sumérgete completamente, cierra los ojos y déjate ir hacia la relajación.
- Una vez conseguida la calma, frótate muy suavemente con el guante haciendo movimientos circulares.
- Bebe regularmente.
- Al cabo de 20 minutos, aclárate y sal de la bañera.
- Sécate y envuélvete en un albornoz antes de tumbarte unos minutos y disfrutar de la quietud.

Las ventajas del baño

El bicarbonato neutraliza los efectos de la cal y te suaviza magníficamente la piel; la sal es conocida por estimular la eliminación de las toxinas y recargar al organismo de minerales. Además, el calor tiene un efecto de relajación inmediato sobre los músculos y activa la circulación sanguínea. Si te invade una sudación importante y una sensación de cansancio después del baño, es muy buena señal: ¡el proceso de detox se ha iniciado! Durante y después del baño, bebe abundante agua pura o infusiones.

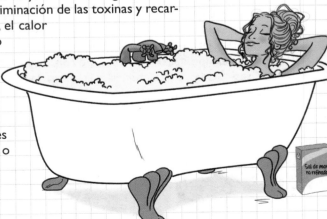

Para cenar: una sopa detox

Después del cuarto de baño, pasa por la cocina. Prepárate una
sopa de verduras verdes o caliéntala si has tenido tiempo
de prepararla antes.

La receta

Cuece las verduras cortadas a trozos durante 30
minutos en 1 litro de agua.

- 2 puerros
- 2 zanahorias
- 1 rama de apio
- 1 nabo

- 1 cebolla
- 1 diente de ajo
- 1 rama de tomillo
- 1 ramillete de perejil

Prepara esta sopa limpiadora sin sal para aumentar su poder drenante. Pásala por la batidora
y disfruta comiéndotela con placer, hasta que se acabe si realmente tienes apetito. Sé muy
consciente de lo que haces en el momento
presente. El único imperativo es no comer
nada más (únicamente la sopa), pero tanta
como quieras para no tener hambre. El
hecho de comer solo un alimento para la
cena simplifica mucho la tarea de tu sistema
digestivo, que tiene todo el tiempo del mundo
para depurarse y librarse de las toxinas.

Tener hambre o ganas de comer, ¿cuál es la diferencia?
Para establecer una relación sana con tu alimentación, solo es
válida una consigna: tomar conciencia de tus sensaciones. El
hambre es una necesidad de comida para el cuerpo, mientras
que las ganas de comer enmascaran emociones a menudo
perturbadoras: el aburrimiento, la frustración, el estrés, etc. Antes
de sentarte a la mesa o de volverte a servir, intenta identificar
lo que te motiva y pregúntate: ¿es hambre o ganas de comer?

Al principio de la noche

Escucha la llamada de tu nórdico y no te retrases… ¡métete en la cama!

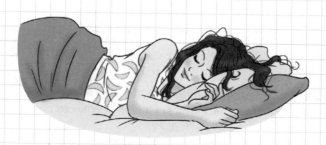

Mi programa paso a paso: sábado

Al despertar

Empieza la jornada bebiendo a sorbitos 1/2 limón fresco exprimido y diluido en un vaso grande de agua caliente. Es uno de los mejores reflejos detox, que ofrece multitud de beneficios: despierta suavemente tu metabolismo, potencia la acción del hígado y los riñones para eliminar las impurezas y limpia todo el sistema digestivo.

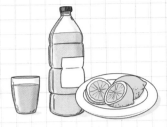

Mi sesión matinal de yoga

Antes de tomar el desayuno, **ponte la ropa adecuada e instálate en la alfombrilla** para tu primera sesión de yoga.

Después de la primera noche detox, tu organismo está totalmente dispuesto para la práctica de posturas que actúan sobre los órganos internos y facilitan la eliminación de los residuos. **La sucesión se construye con una postura detrás de otra para estirarte, flexibilizarte** y cargarte de energía dinámica, con el fin de iniciar serenamente tu jornada de cura.

¿Cuál es el objetivo? Las 10 posturas se suceden en un orden progresivo y con una lógica que respeta tu fisiología. Para empezar, alinean la espalda y eliminan los últimos residuos de tensiones nerviosas; después, limpian la esfera digestiva, así como el hígado, y estimulan los procesos de eliminación de las toxinas.

Duración de la sesión: 1 hora.

> **Lo esencial que debes recordar**
> No hay nada que tenga más fuerza que respetar el ritmo respiratorio de cada postura para purificar el cuerpo y la mente.
> Cada postura es única y solo se realiza una vez (excepto la postura llamada del «gato» y los impulsos del diafragma en esta serie). Por lo tanto, la atención se centra de forma natural en el movimiento y desarrollas una habilidad en la realización de la postura que reúne precisión, exactitud y economía de ejecución.

Desarrollo de la sesión

Túmbate de espaldas y toma conciencia de tu respiración.

Haz unas respiraciones pequeñas y después, sin forzar, permítete una gran respiración como un buen suspiro de bienestar (ver el detalle p. 38).

Después, encadena las 10 posturas siguientes, a tu ritmo.

1. El gato

Colócate a cuatro patas, con las rodillas y las palmas de las manos bien apoyadas en la alfombrilla. Al inspirar, deja que la espalda se arquee hacia abajo y, al espirar, arquéala hacia arriba (ver detalle p. 49).

Dedica un tiempo de recuperación y relajación entre cada postura de la sesión.

Cuando hayas terminado de explorar la postura del gato, túmbate de espaldas y quédate así un tiempo para integrar los efectos de la postura. Después, escucha tu respiración: realiza respiraciones pequeñas y, cuando estés preparada, haz una respiración grande bien equilibrada con dos retenciones de aire idénticas en duración y comodidad.

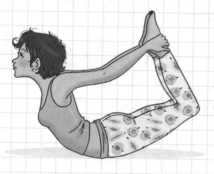

2. El arco

Tumbada boca abajo, con las manos en los tobillos, inspira y después colócate en una postura estable y agradable. Quédate así unos instantes, con los pulmones llenos (ver el detalle p. 45).

3. La semicabeza de vaca

De rodillas con la espalda recta, bascula la pelvis mientras contraes los glúteos y después coloca los brazos así: un codo extendido hacia el cielo y el otro caído hacia la alfombrilla. Respira de forma natural (ver el detalle p. 45).

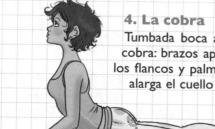

4. La cobra

Tumbada boca abajo, colócate en la posición de la cobra: brazos apoyados en el suelo, codos cerca de los flancos y palmas de las manos extendidas. Inspira, alarga el cuello y estíralo hacia el cielo. Quédate así unos instantes, con los pulmones llenos (ver el detalle p. 50).

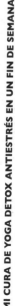

5. Los impulsos del diafragma

Posición de partida: tumbada de espaldas, con las rodillas flexionadas y los pies apoyados en el suelo; estira cómodamente la columna vertebral sobre la alfombrilla.

Puedes imaginar que lanzas varias
veces al aire una pelota de ping-
pong situada en el hueco del vientre
para conseguir un movimiento flexible y controlado.

① Espira suavemente y quédate así, con los pulmones vacíos, sin tensión.

② Anima suavemente el vientre con pequeños movimientos: da un impulso en la zona del
diafragma, justo por debajo de la caja torácica, y después deja que caiga pasivamente.
Repite varias veces seguidas los movimientos.

③ Cuando tengas necesidad de inspirar, detén el movimiento abdominal y efectúa unas respiraciones pequeñas. Después, realiza una nueva serie de impulsos del diafragma.

④ Continúa así, para efectuar un total de 3 series
de impulsos del diafragma.

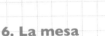

6. La mesa

Tumbada de espaldas, con los brazos tónicos dirigidos hacia el cielo y las piernas extendidas sin tensión.
Respira libremente (ver el detalle p. 51).
Inmediatamente después de la mesa, en lugar de tumbarte para respirar, siéntate en la postura del alumno.

7. Postura del alumno

Siéntate, con las piernas separadas, una extendida y la otra doblada con un
pie contra el pubis. Coloca las manos en el suelo por detrás de las nalgas,
apóyate en ellas y estírate como si crecieran empujando con los brazos.
La espalda está recta y tú te estiras verticalmente, con la cintura libre.
Coloca la cabeza en el eje de la columna vertebral.
Si mantienes la posición sin tensión, el vientre es libre de moverse y
puedes hacer respiraciones pequeñas abdominales.
Después, cambia de pierna para efectuar una respiración grande.

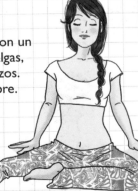

8. La pinza lateral

Posición de partida: en la postura del alumno.

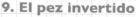

❶ Gira el busto frente a la pierna extendida. Levanta la rodilla y después el pie, con los dedos dirigidos hacia arriba.

❷ Inspira cómodamente mientras te estiras como si crecieras por la cintura y bascula hacia delante para colocar el vientre sobre el muslo.

❸ Sujeta el dedo gordo del pie con los índices de las dos manos y acentúa la bóveda plantar.

❹ Espira suavemente, relaja los hombros y la nuca, así como la espalda y los brazos, y mantén así la postura durante unos instantes, con los pulmones vacíos.

❺ Enderézate lentamente cuando sientas la necesidad de inspirar de nuevo. Vuelve a la postura del alumno con la otra pierna y tómate un momento de reposo antes de realizar la pinza por el otro lado.

> Al colocarte, eleva la rodilla de la pierna extendida tanto como sea necesario y no arquees la espalda. Es preferible acercar el muslo al vientre en lugar de acortar la extensión vertebral.

9. El pez invertido

Posición de partida: tumbada de espaldas, con las piernas extendidas una contra la otra, los dos codos apoyados en el suelo y los antebrazos verticales.

> Es indispensable mantener la cabeza en contacto con el suelo al montar y al desmontar la postura. No la separes del suelo, así protegerás las cervicales.

❶ Acerca los codos uno al otro, de manera que los omóplatos se deslicen y se acerquen a la columna vertebral.

❷ Empuja fuerte con los codos para que la cabeza se deslice rodando por el suelo, de modo que gire hacia atrás. Apóyate en la parte más alta del cráneo, de manera que la caja torácica se eleve y el esternón apunte hacia el cielo.

❸ Mantén la postura, respirando cómodamente.

❹ Para deshacer la postura, haz rodar suavemente la cabeza por el suelo para volver a la posición tumbada con la espalda recta.

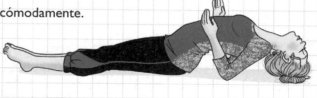

10. El apoyo delantero

Posición de partida: a cuatro patas, con las rodillas cerca una de la otra, los brazos separados a la anchura de los hombros, las manos situadas ligeramente hacia delante, los puños cerrados y las falanges en el suelo.

❶ Dirige el peso del cuerpo hacia delante sobre los puños.

❷ Levanta las rodillas, extiende las piernas, empuja con los dedos de los pies y estírate como si crecieras hacia delante, con el cuello extendido.

❸ Respira tranquilamente y quédate así, con el cuerpo formando una línea recta.

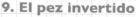

④ Vuelve lentamente a la posición de partida.

⑤ Siéntate en la postura del diamante y apoya las manos en los muslos, evitando sacudir los dedos o los puños.

Quítate los anillos antes de realizar esta postura, porque el peso del cuerpo descansa en las primeras falanges (y en los dedos de los pies). Cuanto más consigas proyectarte hacia delante apoyando el peso del cuerpo en los puños, más estable y recto será el estiramiento del cuerpo.

Fin de la sesión

Siéntate sin rigidez en la postura del alumno o del diamante para poner punto final a la sesión. Cierra los ojos y valora la sensación armoniosa de una respiración tranquila y un cuerpo vivo. Tómate 5 minutos para efectuar respiraciones alternas lentas, después una respiración grande y a continuación respiraciones alternas rápidas (ver p. 38).

El menú de mi jornada detox

Para el desayuno: el smoothie verde

¡Después del esfuerzo, la recompensa! El secreto de una buena detox exprés es aportar al cuerpo una gran cantidad de elementos nutritivos, beneficiosos, fáciles de asimilar y que requieran poca energía para la digestión. El smoothie verde es un delicioso preparado de fruta y verdura cruda, un concentrado de vitaminas y minerales, pero también —gracias a las verduras verdes— de clorofila, un elemento indispensable para la oxigenación y la limpieza interna. Prueba esta extraordinaria fuente de vitalidad; necesitarás una batidora, fruta madura, verdura verde, agua y, eventualmente, cubitos de hielo.

Smoothie verde
• Pon en la batidora ½ aguacate, 1 manzana y 1 pera.
• Añade 1 puñado grande de canónigos, 1 rama de apio, 1 rodaja de jengibre fresco, 4 o 5 hojas de menta, el zumo de ½ limón y 1 o 2 vasos de agua.
• Tritúralo todo hasta obtener un puré líquido, añade el hielo y bébetelo. ¡Buen provecho!

El color verde del smoothie no debe darte miedo; la textura lisa y untuosa les gustará mucho a tus papilas. Se pueden hacer muchas combinaciones; sé creativa en función de las compras que hayas hecho. Lo esencial es respetar una proporción más o menos equivalente de frutas (plátano, kiwi, uva, fresas, etc.) y de verduras de hoja verde (lechuga, espinacas, acelgas, col, etc.), añadir una pequeña cantidad de especias (canela, jengibre, cúrcuma, etc.) o hierbas frescas (perejil, albahaca, cilantro, etc.) y después diluirlo con agua u otro líquido (agua de coco, leche vegetal).

Durante la mañana

Bébete una infusión de plantas drenantes (romero, alcachofa…) y mímate: escucha música, lee un libro inspirador, ve a ver una exposición de arte a un museo… Por fin tienes tiempo de hacer lo que te gusta sin otro propósito que disfrutar plenamente del momento presente. Saborea la quietud que hay en ti.

Para el almuerzo

Como entrante, prepara un bonito plato de hortalizas crudas, aderézalo con aceite de nueces y limón. Cuece al vapor una buena cantidad de verdura, añade un filete de pescado o de un ave de corral. En el momento de servirlo, espolvorea hierbas aromáticas por encima y échale un chorrito de aceite de oliva. ¡Buen provecho!

> **¡Toma conciencia de lo que comes!**
> Toma bocados pequeños y mastícalos bien, deja que la saliva envuelva los alimentos antes de tragártelos. La saliva contiene enzimas digestivas importantes, que ahorran mucho trabajo a los órganos internos. Si comes más despacio, apreciarás el sabor, la textura y el aroma de cada alimento. De esta manera, percibirás fácilmente la señal de saciedad transmitida por el cerebro y podrás dejar de comer cuando tengas suficiente, sin estar completamente harta.

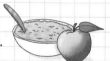

A lo largo de la tarde

Continúa bebiendo agua o infusiones en abundancia. Sal a dar un gran paseo por la naturaleza. Toma conciencia de tu cuerpo mientras caminas, relaja los hombros y la nuca, y siente cómo tu respiración se sincroniza con el ritmo de tus pasos. Mantén los sentidos despiertos para valorar lo que te rodea.

A modo de tentempié

Cómete una compota de manzana sin azúcar y bébete una infusión.

Mi sesión de yoga al final de la tarde

Desenrolla la alfombrilla para tu segunda práctica de yoga detox. Esta sesión pone fin a la jornada con suavidad y pretende conseguir la estabilización de la mente. Abre las articulaciones, relaja la columna vertebral y te permite conseguir de forma natural la prolongación de la respiración.

¿Cuál es el objetivo? Establecerte profundamente en la detox y continuar la estimulación de los órganos de eliminación y de digestión. Como ya has visto algunas posturas de esta secuencia, las puedes realizar de manera más relajada y equilibrada y, por lo tanto, ¡con más beneficios!

El encadenamiento sucesivo de 10 posturas se desarrolla con una intensidad creciente para ajustarte más íntimamente en la relación con el cuerpo y ponerte en condiciones para una buena noche y un sueño reparador.

Duración de la sesión: 1 hora.

> **Lo esencial que debes recordar**
> Todo parte del despertar de las sensaciones de la respiración y se prolonga en la lentitud, la atención y la precisión de los movimientos en las posturas.
> Solo se necesitan algunos músculos para mantener una postura; toma conciencia de la tensión en cada grupo de músculos, los que son realmente necesarios y los que se crispan involuntariamente.

Desarrollo de la sesión

Un momento de relajación respiratoria previa: tumbada de espaldas, entra en tu burbuja de bienestar para recibir las sensaciones del momento y escúchate respirar. Primero haz unas respiraciones pequeñas y, finalmente, una respiración grande (ver p. 38).

I. La preparación para el rocking

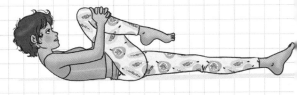

Tumbada de espaldas, con las rodillas flexionadas. Construye la postura **por etapas**: efectúa primero una espiración libre, después el estiramiento de la nuca y finalmente el de la pierna (ver el detalle p. 44).

Procede de esta forma dos veces alternativamente con cada pierna y una última vez con las dos piernas juntas. Encadena directamente con los rockings.

¿Conoces los tentetiesos, esos muñequitos que oscilan hacia delante y hacia atrás? Haz lo mismo y quédate en «posición de huevo» mientras oscilas.

2. Los rockings

Posición de partida: sentada, con las dos piernas dobladas una contra la otra y dirigidas hacia el busto, cruza los dedos de las manos y rodea los tobillos con las manos.

1. Inspira, retén el aire, baja la cabeza y arquea la espalda. Bascula hacia atrás.

2. Espira mientras vuelves hacia delante a la posición de partida.

3. Bascula de esta manera varias veces.

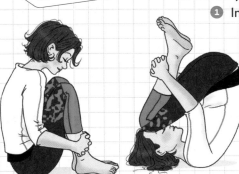

Después de los rockings, túmbate en la alfombrilla para relajarte, mantén las rodillas dobladas y haz respiraciones pequeñas con una mano colocada sobre el abdomen.

A continuación, extiende las piernas y los brazos a lo largo del cuerpo para realizar una buena respiración grande.

Después de cada una de las posturas siguientes, concédete una pausa idéntica, en tres tiempos: un momento de interiorización, respiraciones pequeñas y una respiración grande.

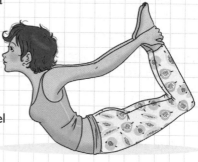

3. El arco

Tumbada boca abajo, con el mentón en el suelo y las manos en los tobillos. Inspira, retén el aire y eleva los pies hacia el cielo, endereza la cabeza (ver p. 45).

4. La cobra

Tumbada boca abajo, con el mentón en el suelo, aprieta los codos contra el cuerpo. Inspira, retén el aire y extiende el cuello elevando la cabeza hacia el cielo, a la vez que mantienes los brazos semiflexionados (ver p. 50).

5. El medio puente

Tumbada de espaldas, con las rodillas flexionadas y los pies paralelos. Levanta la pelvis manteniendo los glúteos contraídos. Sube tan arriba como puedas y coloca las manos apoyadas en la pelvis. Respira tranquilamente (ver p. 50).

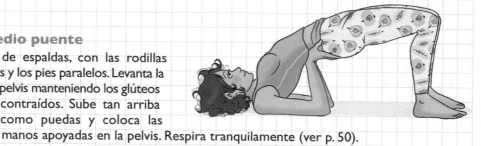

6. La mesa

Tumbada de espaldas, con las rodillas sobre el vientre. Extiende los brazos en vertical, con las palmas de las manos frente a frente. Extiende las piernas sin tensarlas (ver p. 51). Quédate así unos instantes respirando tranquilamente.

7. La pinza de pie

Posición de partida: de pie, con una pequeña separación entre los dos pies paralelos, estira la parte superior de la cabeza hacia el cielo como si crecieras.

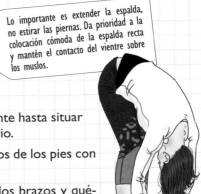

Lo importante es extender la espalda, no estirar las piernas. Da prioridad a la colocación cómoda de la espalda recta y mantén el contacto del vientre sobre los muslos.

1 Inspira al estirarte hacia arriba para liberar la cintura.

2 Retén el aire, mantén la espalda recta e inclínate hacia delante hasta situar el vientre sobre los muslos. Dobla las rodillas si es necesario.

3 Deja que la cabeza cuelgue hacia el suelo y sujétate los dedos de los pies con los índices.

4 Espira libremente, dirige la cabeza hacia las rodillas, relaja los brazos y quédate así unos instantes, con los pulmones vacíos.

8. Sentada en semicabeza de vaca

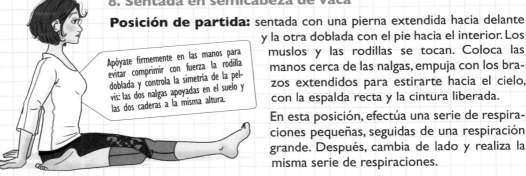

Posición de partida: sentada con una pierna extendida hacia delante y la otra doblada con el pie hacia el interior. Los muslos y las rodillas se tocan. Coloca las manos cerca de las nalgas, empuja con los brazos extendidos para estirarte hacia el cielo, con la espalda recta y la cintura liberada.

Apóyate firmemente en las manos para evitar comprimir con fuerza la rodilla doblada y controla la simetría de la pelvis: las dos nalgas apoyadas en el suelo y las dos caderas a la misma altura.

En esta posición, efectúa una serie de respiraciones pequeñas, seguidas de una respiración grande. Después, cambia de lado y realiza la misma serie de respiraciones.

9. El medio pez de espaldas

Posición de partida: tumbada de espaldas, con las rodillas flexionadas y los pies planos apoyados en la alfombrilla.

1 Por un lado, estira progresivamente una pierna apoyando el talón en el suelo.

2 Después, estira el brazo extendido del mismo lado. Estírate como si crecieras y mantén un estiramiento tónico.

3 Por el otro lado, deja caer suavemente la rodilla abierta sobre la alfombrilla.

4 Por el mismo lado, abre el brazo para liberar el hombro y déjalo descansar sobre la alfombrilla.

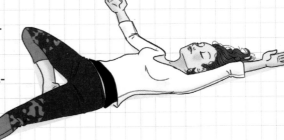

5 Respira constantemente y mantén un estiramiento tónico del lado estirado, asociado a la mayor pasividad posible en el otro lado.

6 Vuelve a la posición de partida y tómate unos instantes de pausa.

7 Cambia de lado y realiza el mismo movimiento atentamente.

Esta postura se construye de forma asimétrica: ¡la separación clara que se opera entre intenciones tan diferentes en un lado y el otro del cuerpo requiere control!

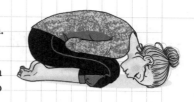

10. El yoga mudra en diamante

En la postura del diamante, con los puños en las ingles. Inspira y coloca la frente sobre la alfombrilla. Espira libremente y permanece en apnea espiratoria. Enderézate mientras inspiras (ver p. 52).

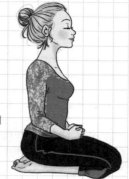

Fin de la sesión

Quédate en la **postura del diamante** o siéntate en la **postura del alumno** (ver p. 39) para **practicar los ejercicios respiratorios alternos**: respiraciones alternas lentas seguidas de respiraciones alternas rápidas.

Mantén unos instantes más un estado de inmovilidad con los ojos cerrados y valora el silencio.

El menú de mi noche detox

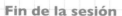

La sopa detox

Con el mismo principio que la víspera, prepárate una buena sopa de verduras, que constituirá tu cena. Puedes utilizar la misma receta o variar las verduras: col, puerros, zanahoria, nabo, hinojo, espinacas, apio, calabacín…

Toma una cacerola, mete en ella un puñado de las verduras elegidas, añade agua hasta la altura de las verduras y ponlas a cocer a fuego lento. No olvides añadir cebolla y especias (comino, curry…) para aromatizar delicadamente la sopa y aumentar los beneficios detox.

Los únicos ingredientes que debes evitar son las patatas y la sal, para acelerar el drenaje de las toxinas.

Todas las demás verduras contienen una gran cantidad de nutrientes protectores y de fibra que facilitan la detox. Disfruta tranquilamente de tu sopa y felicítate por haber progresado de forma tan agradable en el camino de la detox y por haber aprovechado plenamente cada momento.

Por la noche

En cuanto el sueño llame a tu puerta, vete a la cama con la sensación satisfactoria de que el proceso de eliminación de las toxinas y de regeneración se producirá por sí solo mientras duermes el sueño de los justos.

MI CURA DE YOGA DETOX ANTIESTRÉS EN UN FIN DE SEMANA

Mi programa paso a paso: domingo

Al despertar

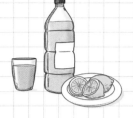

Esta última jornada detox empieza también con un gran vaso de agua tibia y el zumo de ½ limón recién exprimido. Bébetelo a sorbitos.

Mi sesión matinal de yoga

El tema de esta sesión es ofrecerte el lujo de estar plenamente presente en tu cuerpo, tu mente y tu respiración. Mediante **la exploración paciente de las posturas con conciencia**, emprendes un viaje hacia ti y te reconcilias con tu energía profunda.

¿Cuál es el objetivo? La sucesión de estas 10 posturas acabará de **limpiar** sin florituras tu metabolismo y activará varios grupos musculares esenciales. Cada una de las posturas está coordinada con la que la precede y la trama facilita la exploración de las posturas conocidas y las que descubres. Tu energía se canalizará totalmente al servicio de tu bienestar y tu detox.

Duración de la sesión: 1 hora.

> **Lo esencial que debes recordar**
> No te anticipes, déjate sorprender por lo que viene, vive esta sesión como si fuera la primera.
> Busca vías de paso en las posturas ya conocidas pasando por la línea de menor esfuerzo.

Desarrollo de la sesión

Túmbate de espaldas y toma conciencia de la respiración. Haz unas respiraciones pequeñas y después, sin forzar, realiza una respiración grande como un gran suspiro de bienestar.

1. El gato

Posición de partida: a cuatro patas. No fuerces la espalda, deja que se doble arqueándola hacia abajo en la inspiración y hacia arriba en la espiración. Ralentiza el movimiento y mantén los codos muy extendidos.

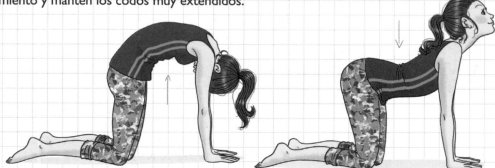

Tómate un tiempo de relajación y de respiraciones entre cada postura. Tumbada de espaldas, dedica un tiempo a integrar los efectos de la postura. Después, dirige la atención al abdomen y haz respiraciones pequeñas. Termina con una respiración grande (ver p. 38).

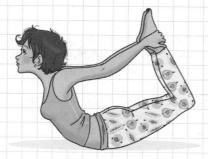

2. El arco

Posición de partida: tumbada boca abajo, con las manos en los tobillos, inspira antes de doblar las piernas hacia el cielo. Mantén así la postura unos instantes, con los pulmones llenos.

3. El saltamontes

Posición de partida: tumbada boca abajo, con las piernas una contra la otra. El mentón se apoya en el suelo, los brazos descansan a lo largo del cuerpo, los puños están cerrados y el dorso de la mano en el suelo. Redondea la parte superior de la espalda acercando los hombros uno al otro. Mantén firmemente el mentón y los hombros en el suelo, ya no deben desplazarse.

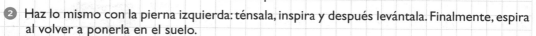

La presión en los brazos y los hombros sirve de «palanca» para levantar las piernas. No olvides mantener el mentón y los hombros apoyados en el suelo durante toda la postura.

1 Tensa la rodilla de la pierna derecha, inspira y levanta la pierna extendida verticalmente impulsándote con los brazos. Desciende lentamente mientras espiras.

2 Haz lo mismo con la pierna izquierda: ténsala, inspira y después levántala. Finalmente, espira al volver a ponerla en el suelo.

3 Repite el ejercicio con la pierna derecha y después con la izquierda.

4 Sin desplazar el mentón ni los hombros, levanta la pelvis para deslizar los brazos extendidos debajo, con los puños cerrados uno contra el otro. Apoya la pelvis en los puños.

5 Inspira, retén el aire y levanta las dos piernas dobladas juntas. Quédate así inmóvil unos instantes.

6 Cuando tengas ganas de espirar, controla el descenso de las piernas y apóyalas en el suelo.

El saltamontes tiene muchos efectos sobre el metabolismo: al final de la postura, vuélvete a colocar de espaldas y recupera una respiración regular. Deja que se establezca un ritmo tranquilo con la respiración pequeña, antes de efectuar una respiración grande.

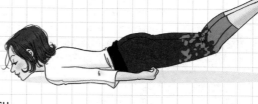

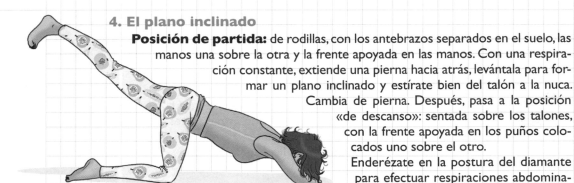

4. El plano inclinado

Posición de partida: de rodillas, con los antebrazos separados en el suelo, las manos una sobre la otra y la frente apoyada en las manos. Con una respiración constante, extiende una pierna hacia atrás, levántala para formar un plano inclinado y estírate bien del talón a la nuca. Cambia de pierna. Después, pasa a la posición «de descanso»: sentada sobre los talones, con la frente apoyada en los puños colocados uno sobre el otro.

Enderézate en la postura del diamante para efectuar respiraciones abdominales y una respiración grande.

5. Sentada en semiloto

Posición de partida: tumbada de espaldas con las rodillas flexionadas. Dirige la pierna derecha doblada hacia el vientre, sujeta el pie con las dos manos y colócalo en la ingle de la pierna izquierda. Relaja progresivamente la pierna derecha y deja que la rodilla se abra.

1. Siéntate sin modificar la posición de las piernas: la pierna izquierda está extendida hacia delante, la pierna derecha está doblada, el pie se sitúa en la parte superior del muslo izquierdo y la planta del pie mira hacia arriba.

2. Coloca las manos justo al lado de las nalgas y utiliza el apoyo de los brazos para estirar la espalda y liberar la cintura.

3. Deja que las respiraciones pequeñas animen el abdomen.

4. Efectúa una respiración grande.

5. Libera con precaución la pierna en semiloto.

6. Túmbate de nuevo, con las rodillas dobladas, para colocar la pierna izquierda en la ingle derecha y enderézate para hacer las respiraciones.

6. La pinza lateral

Posición de partida: sentada en la postura del alumno, con el busto frente a la pierna extendida, inspira, gira la pelvis hacia delante y sujeta el dedo gordo del pie con los índices de las manos. Espira y quédate así unos instantes, con los pulmones vacíos. Después, repite por el otro lado.

A continuación, túmbate de espaldas, olvídate de todo y centra la atención en la respiración. Cuando sea regular, haz algunas inspiraciones y espiraciones naturales antes de efectuar una respiración grande.

7. El pez con las piernas cruzadas

Posición de partida: tumbada de espaldas, cruza las piernas y después coloca los dos brazos a modo de corona alrededor de la cabeza. Respira libremente. Después, cambia de lado.

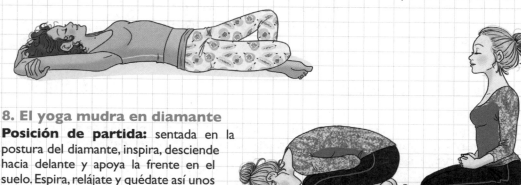

8. El yoga mudra en diamante

Posición de partida: sentada en la postura del diamante, inspira, desciende hacia delante y apoya la frente en el suelo. Espira, relájate y quédate así unos instantes, con los pulmones vacíos.

9. El medio puente

Posición de partida: tumbada de espaldas, con los pies paralelos al suelo. Empuja con los pies para levantar la pelvis tan arriba como puedas. Apoya las manos a la altura de los riñones. Mantén la postura respirando tranquilamente.

Después, vuelve a la posición inicial frenando voluntariamente el descenso.

Haz una serie de respiraciones pequeñas y acaba con una única respiración grande.

10. La zancada hacia delante

Posición de partida: desde la posición del gato, coloca el pie derecho en el exterior de la mano derecha. Enderézate y estírate como si crecieras, estirando la parte superior de la cabeza hacia el techo.

1 Empuja la rodilla derecha hacia delante y baja la pelvis lentamente. Los brazos y las manos están libres. No despegues el pie derecho del suelo y respira de forma constante.

2 Aguanta un tiempo cómodo en esta postura.

3 Para subir: empuja el pie derecho en el suelo y coloca lentamente la rodilla en la posición inicial.

4 Cambia de lado.

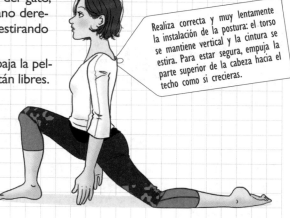

Realiza correcta y muy lentamente la instalación de la postura: el torso se mantiene vertical y la cintura se estira. Para estar segura, empuja la parte superior de la cabeza hacia el techo como si crecieras.

Fin de la sesión

Para que la energía pueda circular en profundidad, practica las respiraciones alternas en postura sentada, con la espalda bien alineada, de manera que puedas respirar libremente. Primero haz respiraciones alternas lentas, después una respiración grande, a continuación respiraciones alternas rápidas y finalmente una respiración grande.

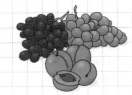

El menú de mi jornada detox

Para el desayuno: un smoothie verde

¡Esta mañana, tómate de nuevo un smoothie verde detox! Ya tuviste ocasión de sentir lo agradable que es vivir tu energía durante la jornada de ayer, ¡sin ataques de hambre y con una digestión discreta y ligera!

Prueba esta nueva receta de smoothie «plátano-mango-lechuga»

- 1 plátano
- ½ mango
- 2 puñados de lechuga
- albahaca

Añade agua al recipiente de la batidora y tómatelo inmediatamente.

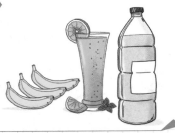

Por la mañana

Continúa bebiendo infusiones. También es el momento de salir a caminar o a pedalear en tu bicicleta al aire libre, o también de holgazanear sin hacer nada… Sigue tus deseos profundos sin reflexionar.

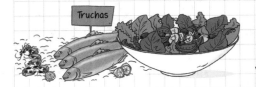
Truchas

Para el almuerzo

Prepárate un almuerzo ligero: hortalizas crudas como entrante, pescado o aves de corral y mucha verdura cocida al vapor. Acaba con una infusión.

Por la tarde

¿Siesta o no? Lo esencial es continuar haciendo lo necesario para regenerarte.
Toma un tentempié con una fruta fresca si tienes hambre y una infusión de hierbas.

Mi sesión de yoga al final de la jornada

A modo de sesión, **realizarás 2 ciclos del «saludo al sol»**. Tradicionalmente, este conjunto muy completo de movimientos se efectúa por la mañana para honrar y dar gracias al astro brillante que nos aporta luz, calor y energía. Pero, como nada está marcado, puedes hacerlo en cualquier momento y verlo como una manera de agasajar a tu propio sol interior.

Ya has practicado algunas posturas incluidas en el saludo al sol durante las sesiones anteriores: ¡ya has preparado el alineamiento del cuerpo y, por lo tanto, la exactitud de tus posturas habrá mejorado mucho! Más adelante, puedes realizar el saludo al sol **como introducción** a tus sesiones, porque calienta todo el cuerpo y estimula la energía.

¿Cuál es el objetivo?
El saludo al sol es una serie de 12 posturas con una inteligente alternancia de estiramientos y flexiones simétricas, sincronizadas con la respiración. Actúa a varios niveles: estimulación de la circulación sanguínea, relajación del sistema nervioso, estiramiento de la musculatura, oxigenación completa y gran masaje interno salvador. El saludo al sol es el ejercicio ideal para revigorizarte suavemente y enraizarte en la práctica del yoga.

Duración de la sesión: 20 minutos.

Lo esencial que debes recordar
Experimenta cada posición una por una y lentamente, para ejecutarla bien y memorizarla. Después, realiza una secuencia completa de la manera más fluida posible.
Ármate de valor y realízala según tus posibilidades, sabiendo que es primordial acoplar la respiración y coordinar correctamente la respiración con los movimientos.

Posición de partida
De pie, con los pies paralelos, ligeramente separados. Estírate como si crecieras. Coloca las manos juntas delante del pecho.

Desarrollo de la sesión

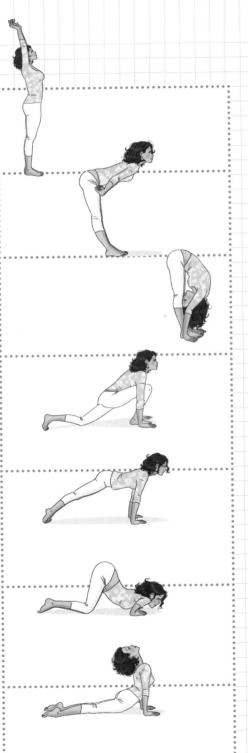

1 Inspira, levanta los codos y después extiende los brazos hacia el cielo y estíralos cerca de las orejas.

2 Retén el aire e inclina el busto hacia delante, con la espalda recta estirada y las piernas extendidas.

3 Coloca las manos en el suelo, con los dedos de las manos en la misma línea que los dedos de los pies. Si es necesario, dobla las rodillas. Relaja bien la nuca.

4 Mantente con los pulmones llenos y después extiende la pierna izquierda lejos, hacia atrás. Apoya la rodilla en el suelo, enderézate y estírate hacia delante, las manos siguen en el suelo.

5 Extiende la pierna derecha hacia atrás y después forma una línea recta con todo el cuerpo, con el peso repartido entre las manos y la punta de los dedos de los pies. Espira lentamente.

6 Mantén los pulmones vacíos y apoya las rodillas en el suelo, flexiona los codos para apoyar el pecho y el mentón en el suelo, arquéate, con las caderas elevadas.

7 Deslízate hacia delante, inspira mientras enderezas el busto, con las manos en el suelo. Abre el pecho y mantén los hombros bajos.

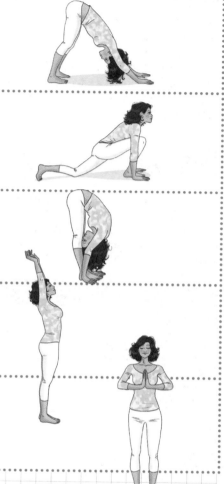

8 Retén el aire, gira los dedos de los pies y eleva las caderas con las piernas extendidas. Relaja la cabeza entre los brazos y empuja con los talones hacia el suelo.

9 Dirige la pierna izquierda hacia delante, apoya el pie entre las manos y después la rodilla derecha en la alfombrilla, y enderézate mientras espiras suavemente.

10 Dirige la otra pierna hacia delante, el pie derecho se sitúa al lado del pie izquierdo y las manos en el suelo.

11 Inspira, enderézate, levanta los brazos hacia el cielo y estírate.

12 Espira y coloca las manos juntas en plegaria delante del pecho.

Haz una pausa y después realízalo por el otro lado. Repite un ciclo completo, es decir, 2 saludos al sol.

Fin de la sesión

Siéntate en la postura del diamante (ver p. 39) para que tu cuerpo pueda asimilar plenamente los beneficios del saludo al sol. Cierra los ojos y quédate unos instantes relajada.

Acaba la sesión con unas respiraciones alternas lentas, una respiración grande, unas respiraciones alternas rápidas y finalmente una respiración grande.

El menú de mi noche detox

Mi última comida detox: la sopa de verduras

Puedes consumirla a voluntad a lo largo de la cena, siendo consciente de lo que comes: el aspecto, el olor, el sabor…

Felicítate, tu cura toca a su fin, has dado un paso importante hacia ti misma y puedes observar muy serenamente el éxito de tu detox. Antes de acostarte, hazte la promesa de mantenerte alejada de lo que es perjudicial para ti y de continuar manteniendo unos hábitos de vida saludables.

Balance de mi cura detox

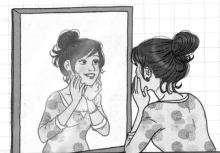

Al principio del fin de semana, lee los objetivos que te has fijado y reléelos en varias ocasiones durante la cura. Ahora, al hacer el balance, constatarás que tu mente es una gran aliada para alcanzar tu meta y amplificar los beneficios.

Mis objetivos	Los resultados después de la cura
Sentirme más ligera	
Aumentar la vitalidad	
No tener bajones después de las comidas	
Mejorar el tránsito intestinal	
Sublimar la piel	
Aumentar la concentración	
Acabar con los ataques de hambre	
Digerir fácilmente	
Tener un sueño reparador	
Sentirme menos estresada	
Otro:	
Otro:	
Otro:	

Capítulo 7

Mi programa de yoga detox adelgazante en 1 semana

De la misma manera que la gran limpieza de primavera que se realiza en casa, esta cura de adelgazamiento y antitoxinas efectúa un verdadero drenaje en profundidad, para librar a tu organismo de lo que dificulta su buen funcionamiento. Un cuerpo repleto de toxinas y tóxicos reacciona poco y mal, su ecosistema interno está alterado y almacena residuos fácilmente. Aunque la detox no debe confundirse con una dieta adelgazante, cuando das la oportunidad a los emuntorios de funcionar a plena potencia, eliminas a la vez lo que impide una pérdida de peso. De esta manera es como, con mucha lógica, un organismo limpio de impurezas se estimula y se libra fácilmente de los pequeños kilos de más.

Los secretos de tu plan de ataque

- Suprimir un máximo de toxinas del plato.
- Aligerarte sin castigarte ni frustrarte.
- Maximizar los procesos naturales de eliminación con el yoga.
- Reforzar el efecto detox con plantas seleccionadas.
- Centrarte en el exceso de grasa y tonificarte con el yoga.

Los resultados esperados: un cuerpo purificado, una silueta remodelada y un aumento de energía. ¿Estás motivada para pasar a la acción? ¡Vamos allá!

¿Cómo tener éxito en mi cura?

Debes seguir al pie de la letra el programa nutricional propuesto y sería más prudente que evitaras las tentaciones durante la cura: huye de las invitaciones y rechaza las comidas en familia, porque no podrás desviarte ni un ápice si no quieres comprometer los resultados.

Los menús detox están diseñados para que comas hasta saciarte y disfrutes de forma sana, pero es posible que las primeras 48 horas te parezcan difíciles, sobre todo si modifican radicalmente tus costumbres. Antes de encontrar tu ritmo, sería normal que te sintieras fatigada o un poco pachucha, porque tu funcionamiento interno también debe ajustarse a la detox. Si es así, piensa que tu cuerpo se limpia y elimina, escúchalo, no luches y, si es necesario, acuéstate más temprano de lo habitual.

Realmente vale la pena porque, cuando empiece el tercer día, por lo general, recuperarás una gran forma física y habrás aprendido a equilibrar perfectamente tu plato.

La duración de la cura estándar es de 7 días, para que puedas obtener resultados significativos, pero puede adaptarse en función de tus necesidades o de tu empleo del tiempo. Sin embargo, para que sea eficaz y ponga en marcha un proceso de limpieza profundo, esta cura debe durar como mínimo 5 días. Si tuvieras ganas de continuar durante más de una semana, debes saber que una detox no está pensada para que sea prolongada, porque podría provocar carencias. No superes una decena de días, es mejor que preveas todo lo necesario para llevar después una forma de vida óptima. Será mucho más provechoso para tu organismo adoptar, después de la detox, un buen equilibrio alimentario y una higiene de vida conveniente de forma duradera.

¿En qué momento me lanzo?

En teoría, un programa antitoxinas puede introducirse en cualquier momento. Pero, para que todas las posibilidades estén de tu lado, es mejor que te tomes el tiempo de elegir bien la fecha que más te conviene.

Para guiarte, como la naturaleza es una buena maestra, puedes tener en cuenta el ritmo de las estaciones: la primavera y el otoño son momentos especialmente propicios para una gran limpieza interna. Pero no es necesario esperar la fecha oficial del calendario, es mejor que escuches a tu cuerpo. El organismo a menudo nos indica que ha llegado el momento de pasar a la acción y de prepararte para los cambios de la nueva temporada eliminando los residuos de la temporada anterior.

La primera señal puede ser un aumento de peso a pesar de tus esfuerzos por adelgazar. Sin embargo, una fatiga persistente, dolor de cabeza o problemas de piel también deberían incitarte a considerar rápidamente el inicio de un programa antitoxinas y de adelgazamiento, ¡será tu estocada secreta para aumentar tu vitalidad!

Último punto que debes considerar: para que tu cura detox sea realmente eficaz, es necesario tener en cuenta tu nivel de estrés. Es claramente preferible prever la cura durante una semana en la que dispongas de tiempo libre por delante, la posibilidad de descansar, de realizar las sesiones de yoga, así como otras actividades placenteras…

En suma, ¡de ocuparte de ti misma!

En cuanto a la frecuencia, no es conveniente seguir este programa más de 1 o 2 veces al año.

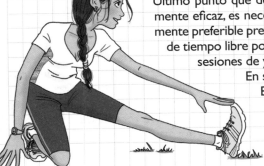

El cuaderno de bitácora de mi cura antitoxinas adelgazante

Definir y anotar tus objetivos es la mejor manera de motivarte y de evaluar los resultados obtenidos.

El primer día de la cura, decide claramente cuáles son los retos que quieres plantearte, anota cada uno de ellos y selecciona después los tres que son prioritarios. Utiliza un metro de costura para medirte y pésate.

El último día de la cura, anota los resultados a continuación. ¡No antes, porque sería contraproducente pesarte o medirte todos los días! Por otra parte, es posible que la cura haya producido cambios significativos en lugares que no te esperas; sé positiva y felicítate por tus logros.

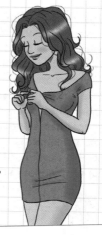

Fecha de inicio de mi cura: ....

Fecha de mi cura: ....

Mis retos

- ❏ Iniciar una pérdida de peso
- ❏ Encontrar un mejor equilibrio alimentario
- ❏ Tonificarme
- ❏ Resistir mejor el estrés
- ❏ Digerir fácilmente
- ❏ Purificarme la piel
- ❏ Aumentar la vitalidad

Mis resultados

....

....

....

....

....

Mis medidas

Contorno de cintura: ....

Contorno de caderas: ....

Contorno de muslos: ....

Contorno de brazos: ....

Peso: ....

Mis resultados

....

....

....

....

....

¿Qué voy a comer durante mi detox?

Lejos de obligarte a comer solo hojas de lechuga toda la semana y de prohibirte muchas cosas, el programa de adelgazamiento y antitoxinas se basa en la simple combinación ganadora: «comer

MI PROGRAMA DE YOGA DETOX ADELGAZANTE EN I SEMANA

mejor y moverse más». Esto exige menos esfuerzos de lo que piensas, y el objetivo en tu plato es doble: ayudar a los principales emuntorios -el hígado, los riñones y los intestinos- a limpiarse y normalizar los mecanismos del cuerpo esenciales para el control de un peso estable.

No tendrás que realizar ningún recuento de calorías ni habrá restricciones referentes a numerosas comidas sabrosas, puedes comer todas las categorías de alimentos, lo cual te permite prepararte comidas 100% placenteras y equilibradas sin sentir ninguna frustración. Pero, para favorecer eficaz-mente la pérdida de peso, tendrás que prestar mucha atención a los glúcidos; su aporte está voluntariamente controlado y tendrás que aprender a establecer la diferencia entre los alimen-tos con un índice glucémico elevado y los otros. Descubre a continua-ción los 5 principios básicos de tu alimentación…

Bebidas e hidratación

Es el momento de recordarte la importancia de hidratarte bien para que tu organismo funcione normalmente. Parte del principio de que tienes que beber más de lo acostumbrado durante los perio-dos de detox. Al aumentar la cantidad de bebida, no solamente tienes más energía, sino que también eliminas más: el agua que bebes arrastra consigo una buena parte de los residuos y las toxinas liberadas por los emuntorios. De esta manera, apoyas eficazmente el proceso de limpieza.

Vegetales

El principio de toda cura detox es aliviar al sistema digestivo. Por eso, uno de los puntos esen-ciales es comer verdura fresca.

Prepárate el almuerzo cada día con una generosa ración de verdura cruda por las vitaminas y las enzimas que contiene, menos irritantes para los intestinos sensibles.

Añade mucha verdura cocida, cuyo efecto drenante es destacable.
Adquiere la sana costumbre de organizar tus comidas alrededor de las verduras y selecciona las que sean más drenantes (ver p. 18).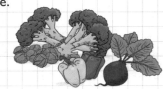
Las verduras son alcalinas mientras que la mayoría de la fruta es acidificante. Por lo tanto, debe consumirse en menor cantidad (2 al día) y fuera de las comidas. Cómela entera, cruda o cocida en compota y sin azúcar.

Proteínas

Durante estos 7 días, comerás una parte de proteínas en el almuerzo y otra en la cena. Esta categoría de alimentos te proporciona una sensación de saciedad duradera y es indispensable para tu organismo. Más que en la cantidad, fíjate en la calidad bío; en su defecto, adquiere aves de corral o productos pescados en el mar.

Para el almuerzo, come 80 a 100 g de proteínas animales, a elegir:

- aves de corral (pollo o pavo)
- pescado magro (bacalao, abadejo o merluza…)
- pescado graso (sardinas, caballa, anchoas, arenques o salmón…)
- marisco (gambas, mejillones u ostras…)

Evita los peces grandes como el atún, demasiado contaminados en metales pesados, pero también la carne roja, los despojos, los embutidos o los huevos, demasiado complicados de digerir.

Para la cena, puedes elegir 80 g de pescado u optar por una comida 100% vegetariana a base de proteínas vegetales: tofu, setas, lentejas…

Materia grasa

Durante esta detox, no se eliminan las grasas (de todos modos, destierra el queso y la nata fresca), sino que privilegias los ácidos grasos de buena calidad y consumes únicamente aceite virgen bío de primera presión en frío: oliva, colza, nueces, camelina, etc. Calcula el equivalente de 3 a 4 cucharaditas cada día, repartidas entre las comidas.

Para el almuerzo, añade, por ejemplo, 1 cucharadita de aceite de nueces a las hortalizas crudas y, por la noche, utiliza 1 cucharadita de aceite de oliva para preparar un wok de verdura y otra cucharadita para sazonar las hortalizas crudas.

Glúcidos

A lo largo del programa, debes limitar la cantidad de azúcar que comes. Sin que forzosamente te des cuenta, a menudo tienes tendencia a consumirlo en exceso.

Aunque no añadas azúcar a las infusiones, los glúcidos se ocultan en todas partes en las comidas: fruta, verdura, legumbres, pan y otros cereales, patatas, oleaginosas… Una de las claves del adelgazamiento es incitar al organismo a quemar prioritariamente la grasa de tus kilos superfluos para producir energía. Para ello, basta con sustituir los alimentos con un índice glucémico elevado por una cantidad razonable de alimentos con un índice glucémico bajo o moderado. ¡No resulta demasiado complicado y su efecto sobre la silueta está garantizado (por estudios científicos)!

Alimentos con IG bajo (menos de 55)	Alimentos con IG moderado (entre 55 y 70)	Alimentos con IG elevado (más de 70)
Pasta cocida al dente	Arroz basmati	Pan (blanco o integral)
Lentejas	Plátano	Patatas
Manzana y compota sin azúcar añadido	Pan con levadura y pan con levadura multicereales	Corn-Flakes® y la mayoría de cereales del desayuno
Pera	Pasta bien cocida	Sémola
Naranja	Maíz dulce	Arroz blanco
Uva	Piña	Miel
La mayoría de las verduras	Cerezas	Alimentos a base de harina de trigo

Alimentos con IG bajo (menos de 55)	Alimentos con IG moderado (entre 55 y 70)	Alimentos con IG elevado (más de 70)
Legumbres (alubias, garbanzos, lentejas…)	Melón	Bollería
Copos de avena	Uvas pasas	Dulces
Ciruelas y albaricoques secos	Muesli (sin trigo)	Tortas de arroz inflado
Almendras y otras oleaginosas		Barritas de chocolate
Quinoa		Galletas
Yogur de soja		
Pan tipo Wasa®		

¿Cómo gestiono los alimentos glucídicos?

No debes superar los 50 g (pesados cocidos) por comida de alimentos con un IG bajo o moderado y, en total, 150 g al día como máximo. Para estar segura de prescindir por completo de los glúcidos con un IG elevado, vacía los armarios de alimentos prohibidos (los de IG elevado).

Si tienes que perder un número importante de kilos

Elimina momentáneamente los alimentos de IG moderado y elevado, y elige únicamente alimentos con un IG bajo para establecer los menús de la semana.

Si tienes un ligero sobrepeso

Combina los alimentos con un IG bajo y los que tienen un IG moderado, pero no más de 150 g al día.

Los 10 mandamientos de tu programa alimentario

1 No te saltes comidas y no pases hambre. Haz 3 comidas principales cada día y, según el apetito que tengas, añade un tentempié.

2 Las verduras son la base de tus comidas: elígelas de temporada e imagina suculentas combinaciones para acompañarlas.

3 Come proteínas y grasas de muy buena calidad y en cantidad suficiente.

4 Elige únicamente cereales con un IG bajo o moderado: pan con levadura, arroz basmati, quinoa…

5 Consume legumbres al menos 3 veces a la semana.

6 Suprime los productos lácteos (de vaca, oveja y cabra), incompatibles con una buena detox.

7 Cocina tú misma y disfruta del placer de experimentar nuevas recetas.

8 Abusa de las hierbas aromáticas, indispensables para la detox de los intestinos y del hígado: cebollino, cilantro, albahaca…

9 Bebe cada día al menos 8 vasos de agua entre las comidas para estimular la limpieza de los riñones.

10 Añade 3 tazas de tisana detox cada día (ver p. 84).

Mi jornada básica

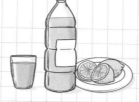

Al despertar

Bébete el zumo de ½ limón diluido en un vaso de agua tibia 15 minutos antes del desayuno. Esta bebida es el primer acto detox del hígado en todas las curas eficaces.

Desayuno

- 2 rebanadas de pan con levadura (o el equivalente de 50 g) + puré de almendras

O un tazón pequeño de muesli sin gluten o de copos de avena (50 g) + 1 yogur de soja.

- 1 té verde o rojo (rooibos) o 1 infusión de plantas drenantes sin azúcar.

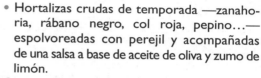

Almuerzo

- Hortalizas crudas de temporada —zanahoria, rábano negro, col roja, pepino…— espolvoreadas con perejil y acompañadas de una salsa a base de aceite de oliva y zumo de limón.

O un zumo de verduras.

- 80 a 100 g de proteínas: 1 pechuga de pollo asada o 1 filete de bacalao al vapor.
- Verdura cocida (al vapor o rehogada rápidamente en el wok con un poco de aceite de oliva y ligeramente crujiente): puerros, calabacines, berenjenas, coliflor…, espolvoreada con hierbas aromáticas (albahaca, tomillo, laurel…) para darle gusto.
- 3 cucharadas rasas de arroz basmati o de quinoa (o el equivalente de 50 g).

Cena

- Hortalizas crudas de temporada —canónigos, lechuga, remolacha cruda…— sazonadas con aceite de nueces y zumo de limón, y aderezadas con chalote y cebollino.

O 1 zumo de verdura fresca.

- Proteínas «magras»: 1 filete de pescado o 1 bistec de soja.
- Verdura cocida.
- Según el apetito que tengas: 3 cucharadas como máximo de arroz o de quinoa, eventualmente sustituidas por lentejas o garbanzos.

Tentempié

- 1 fruta fresca o una compota sin azúcar o 5 almendras o 1 onza de chocolate negro.
- 1 infusión de plantas drenantes.

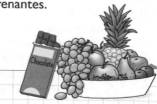

MI PROGRAMA DE YOGA DETOX ADELGAZANTE EN 1 SEMANA

Las plantas que expulsan las toxinas

Pueden utilizarse numerosas plantas para favorecer los efectos de la detox y darle un importante empujón. Gracias a la ayuda de la fitoterapia, acelerarás de forma natural la liberación de las sobrecargas expulsando las toxinas y estimulando en profundidad el trabajo de todos los emuntorios. En una herboristería, pide que te preparen la mezcla de plantas siguientes a partes iguales…

La fórmula completa depurativa

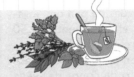

- Achicoria (raíz)
- Saponaria (raíz)
- Bardana (raíz)
- Diente de león (raíz)
- Romero (hojas)

Preparación: toma 5 cucharadas de la mezcla. Échalas en 1 litro de agua y ponlas a hervir. Déjalas hervir durante 3 minutos y después déjalas en infusión durante 10 minutos. Fíltralas.
Se consume a lo largo de todo el día.
Cada una de las plantas elegidas actúa sobre el drenaje: como el romero, la achicoria se centra en el hígado, con la ventaja de aliviar y proteger los intestinos del riesgo de irritación; el diente de león es beneficioso para el hígado y para los riñones; la bardana, para los riñones y para la piel, y la saponaria es un depurador general.

Los baños derivativos que eliminan las grasas en exceso

Este tratamiento de hidroterapia es imprescindible y complementa de manera ideal la detox, pues dirige las toxinas y las grasas malas hacia la salida. Es muy sencillo, gratuito y eficaz. El principio de los baños derivativos es enfriar los dos pliegues de las ingles y el periné para hacer circular los fluidos y atraer las toxinas hacia la vía de eliminación natural de los intestinos. Para que esta técnica de drenaje funcione, es necesaria una diferencia significativa de temperatura entre el cuerpo caliente cubierto y la parte enfriada para crear un movimiento de eliminación.

En la práctica: 2 soluciones a elegir

La más práctica y la más adecuada en casa, en la oficina o en el coche es una bolsa de hielo, que puedes adquirir en la farmacia. Ponla en el congelador y envuélvela en un papel absorbente o una tela ligera antes de colocarla en la entrepierna durante 3 horas al día. Cámbiala en cuanto se caliente.
El otro método es más fastidioso, pero más rápido y más eficaz. Siéntate en un bidé o sobre un cubo lleno de agua bien fría. Sumerge un guante y pásalo por los pliegues de la ingle, del pubis hacia el ano, alternativamente a la izquierda y a la derecha. Debes hacerlo diariamente de 10 a 20 minutos seguidos durante la cura, por la mañana en ayunas o por la noche 1 hora después de cenar, según tu disponibilidad.
Será mucho mejor si puedes continuar con este ritual simple durante todo el año como un acto fácil de limpieza interna.

Mi sucesión de yoga «antitoxinas»

Gracias a unas posturas muy precisas, esta sucesión dinámica de yoga permite acelerar la eliminación de los indeseables y la purificación del organismo. La sucesión se concreta en toda tu persona, actúa a diferentes niveles y sobre múltiples funciones de detox del sistema nervioso, muscular, circulatorio y hormonal. Se favorece a la vez la limpieza del cuerpo y de la mente.

Se pone el acento en la búsqueda de una respiración profunda y en la práctica de una categoría de posturas específica, las torsiones, que debes realizar después de los preludios necesarios para su instalación correcta, sin forzar. Cada una de las posturas de la sucesión es un vínculo y un diálogo con las que la enmarcan, una prepara o complementa a la otra, para conseguir un máximo de efectos con un mínimo de medios.

¿Cuál es el objetivo? Una buena dosis de aperturas respiratorias y de torsiones es eficaz para la limpieza del organismo. La mejora de la respiración aumenta el aporte de oxígeno al cuerpo y recarga las baterías celulares. Por otra parte, la agitación del aire bombea la sangre y mejora la circulación de los órganos digestivos. Las torsiones movilizan las vísceras abdominales y las tonifican para limpiar mejor el organismo.

Duración de la sesión: 1 hora.

Frecuencia: 2 sucesiones durante la semana del programa de adelgazamiento.

Lo esencial que debes recordar

Todo es un juego de energía, ponte en fase con tus potencialidades. No busques el rendimiento, mantente ligera y relajada.

La lentitud es la clave de los progresos rápidos. ¡No te precipites! Paciencia, las cosas se ponen en marcha tranquilamente.

La respiración es tu vínculo íntimo en el momento de las posturas, pero también entre las posturas. Vive con voluptuosidad los tiempos respiratorios que se incluyen en la sucesión. Son por sí mismos ejercicios importantes.

Cada postura es única, hazla una sola vez sin hacer pruebas.

Preámbulo

Antes de empezar la sucesión siguiente, dedica un tiempo a poner de acuerdo el cuerpo con la mente. Túmbate de espaldas, deja que el cuerpo se abandone progresivamente y observa el abdomen y su pequeño vaivén. Libera la respiración y tómate unos instantes para apreciar el movimiento abdominal regular. Saborea plenamente la respiración, que te introduce en una relajación más profunda. Cuando te sientas preparada, efectúa una respiración grande.

1. Saludo al sol

Colócate de pie delante de la alfombrilla, distribuye el peso del cuerpo entre los dos pies y coloca las manos juntas en plegaria delante del pecho. Antes de empezar la serie del saludo al sol (ver la descripción p. 74), concéntrate en tu intención, toma conciencia de la respiración.

Después, encadena 4 series (2 ciclos con cada pierna) sincronizando la respiración con los movimientos, para crear un movimiento fluido. Entre cada serie, se recomienda hacer una corta interrupción de unos instantes para recuperar una respiración regular.

Escucha respiratoria

Túmbate sobre la alfombrilla en posición neutra. Es necesario un tiempo de observación para sentir los efectos del saludo al sol. Escucha a tu cuerpo. Cuando la respiración se vuelva regular, toma conciencia de las respiraciones pequeñas (ver p. 38) y después haz una única respiración grande (ver p. 38).

Después de cada postura, no dejes de instalarte cómodamente para entrar en relación con el cuerpo y la respiración. Este tiempo de reposo es tan importante como las propias posturas y se rige siempre por el mismo esquema:

- un momento de inmovilidad para que los efectos de la postura te penetren;
- respiraciones pequeñas abdominales;
- una respiración grande.

2. Medio puente y apertura torácica

Posición de partida: instálate en la posición clásica del «medio puente», es decir tumbada de espaldas, con las rodillas flexionadas y los pies cerca de la pelvis, las nalgas y la espalda levantadas, el ombligo lo más arriba posible, las manos apoyadas en las caderas y el peso del cuerpo repartido entre los codos y los pies. Si no tienes dificultades para mantener la posición correcta, experimenta el ejercicio siguiente a la vez que respiras normalmente.

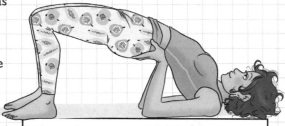

- Mientras inspiras, las costillas bajas se abren ligeramente; mientras espiras, deja que el aire salga de los pulmones sin cerrar las costillas.
- En la próxima inspiración, abre un poco más arriba las costillas y, al espirar, mantén la apertura

No te aventures prematuramente al ejercicio de apertura torácica. Si te escuchas y te adaptas, podrás dosificar y seleccionar la musculatura precisa que debes utilizar. Si eres principiante, te resultará más provechoso realizar un medio puente clásico.

- Así sucesivamente, en cada inspiración, aumenta por etapas el volumen de la caja torácica y espira a la altura del vientre sin perder la apertura.
- Al cabo de un tiempo cómodo, relaja la apertura torácica, libera las manos y extiende los brazos en el suelo; apoya muy lentamente la espalda para colocarte sobre la alfombrilla, vértebra a vértebra.

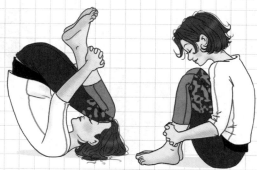

3. Rockings y uddiyana

Los rockings

Sentada en el centro de la alfombrilla, con las rodillas contra el pecho, abraza las piernas, redondea la espalda y rueda hacia atrás varias veces.

La respiración «uddiyana»

Posición de partida: tumbada de espaldas, con las rodillas flexionadas y los brazos extendidos a lo largo del cuerpo. Coloca cómodamente la espalda estirada en la alfombrilla. Esta respiración llamada «uddiyana» se practica con los pulmones vacíos...

1. Inspira profundamente, espira lenta y suavemente.

2. Sin dejar entrar el aire, haz como si quisieras inspirar y separa las costillas bajas, desarrollando la apertura de la caja torácica. Automáticamente, el vientre se retrae hacia el interior y hacia arriba.

3. Mantén la apertura torácica en retención, con los pulmones vacíos, según tus posibilidades.

4. Después relaja las costillas antes de inspirar. Respira libremente antes de repetir la experiencia por segunda vez.

5. En total, realiza 3 veces la respiración uddiyana.

Unos rocking son bienvenidos después de las uddiyana. A continuación, túmbate para un tiempo de reposo. Después, realiza respiraciones pequeñas y una respiración grande.

Al principio, opta por la moderación; no te fuerces en cuanto a la duración de la retención, tu cuerpo se adaptará solo. Progresivamente, sentirás que el diafragma se aspira pasivamente hacia arriba. Relaja la nuca, los hombros y el abdomen, solo la musculatura de la caja torácica participa activamente en la realización de las uddiyana.

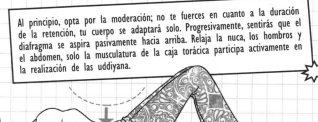

4. Apoyo lateral

Posición de partida: sentada sobre el flanco, apóyate en el antebrazo inferior, con el codo en línea con el hombro formando un ángulo recto con el cuerpo, las rodillas ligeramente dobladas y los dos pies colocados uno sobre el otro. Respira de forma constante…

➊ Ayúdate de inspiración para colocarte: levanta la pelvis tensando las piernas y empujando sobre los talones, estira todo el cuerpo para formar una línea recta impecable y libera el cuello. El tobillo no debe estar en contacto con la alfombrilla. Apóyate en la mano o el antebrazo. Descansa el brazo superior a lo largo del flanco.

➋ Cuando te hayas estabilizado, gira lentamente el mentón hacia el hombro superior.

➌ Mantén la postura mientras respiras de forma constante. Vuelve lentamente a la posición de partida y túmbate de espaldas para hacer una pequeña pausa antes de pasar al otro lado.

5. Pinza torso lateral

Posición de partida: sentada en la postura del alumno, con las manos situadas detrás de la cabeza, los codos muy separados y la rodilla de la pierna extendida levantada.

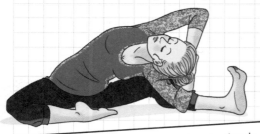

➊ Haz una inspiración, estira la cintura y gira el torso paralelo a la pierna extendida; mantén los pulmones llenos y flexiona el torso sin redondear la espalda para colocar el codo inferior en el interior de la rodilla de la pierna extendida.

➋ Espira y mantén los hombros abiertos, con el codo del brazo superior dirigido hacia el cielo. Mantén los pulmones vacíos.

➌ Mientras inspiras, enderézate lentamente. La prioridad de esta postura es el estiramiento lateral.

Si estás familiarizada con la pinza y el codo se te coloca de forma natural delante de la rodilla, continúa bajando el torso para colocar el hombro (en lugar del codo) delante de la rodilla, despliega los brazos por encima de la cabeza para sujetar el dedo gordo del pie con las manos y gira la cara hacia el techo.

6. Pez invertido

Posición de partida (ver también p. 61): tumbada de espaldas, con las piernas cerca una de la otra y los codos apoyados en la alfombrilla. Mientras respiras de forma constante, empuja con los codos y haz rodar la cabeza hacia atrás para apoyarte en la parte superior de la cabeza.

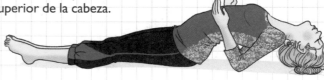

Tu cuerpo te dicta el tiempo que debe mantenerse en las posturas en respiración constante, escúchalo.

7. Yoga mudra en rana

Posición de partida: sentada en diamante.

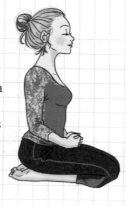

1 Abre las dos rodillas, los dedos se tocan. Estira la cintura.

2 Con una respiración constante, coloca las manos delante de las rodillas y bascula la espalda estirada hacia delante para colocar la frente en el suelo.

3 Entrelaza los dedos, con las palmas de las manos hacia la nuca. Estira con fuerza los brazos cerca de las nalgas.

4 Espira y después levanta los brazos en vertical hacia el cielo. Mantén la posición en retención, con los pulmones vacíos.

5 Cuando inspires, separa las manos sin enderezarte y coloca los brazos en el suelo delante de ti.

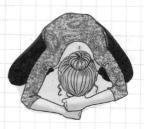

6 Coloca los dos puños uno sobre el otro, con los codos separados, sitúa la frente sobre los puños y relaja todas las tensiones. Tómate un tiempo de recuperación en esta posición. Después, sin enderezarte, encadena directamente la torsión siguiente.

8. Torsión en rana

Posición de partida: los dedos de los pies se tocan, las rodillas están separadas, la espalda está estirada y la cabeza colocada en el suelo.

Gira la cabeza hacia un lado y coloca la mejilla en el suelo, extiende el brazo inferior delante de ti en ángulo recto, con la palma de la mano hacia el cielo.

1 Dobla el brazo superior y mete la mano en el pliegue del muslo opuesto.

2 Respirando de forma constante, intenta abrir progresivamente los hombros. Sin demasiada tensión, procura colocar la línea de los hombros en un eje vertical.

3 Libera lentamente los brazos y colócate del otro lado.

4 Enderézate lentamente, con la espalda bien estirada.

5 Después de la torsión, puedes solamente enderezar el busto para colocarte en posición sentada, con las rodillas abiertas, y efectuar las respiraciones intercaladas. También puedes acercar las dos rodillas para ponerte en la postura del diamante.

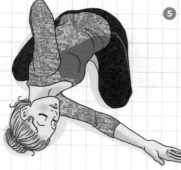

> Para que los efectos de las torsiones se manifiesten completamente, tienes que colocarte de manera adecuada, sin omitir ningún detalle y sin tensiones excesivas. Parte en busca de la postura y no de su «conquista».

9. Torsión llamada «matsyendra»

Posición de partida: sentada, con las piernas hacia delante. Dobla una pierna y coloca el muslo sobre la alfombrilla delante de ti, desliza el pie cerca de la nalga opuesta. Dobla la otra pierna y coloca el pie por fuera de la rodilla opuesta.

① Respirando de forma constante, estira la espalda como si crecieras, con la parte superior de la cabeza hacia el techo, y después gira la parte superior del cuerpo para dirigir el vientre y el pecho contra la cara interna del muslo elevado.

② Coloca el codo por fuera de la rodilla levantada, utiliza este apoyo para continuar girando y colocar los hombros en cruz.

③ Rodea la cintura con el brazo posterior y coloca la mano en el pliegue del muslo. Puedes extender el otro brazo para que la mano sujete el pie delantero. O simplemente mantener el brazo más o menos doblado; lo esencial es que utilices el apoyo del codo en la rodilla para acentuar la torsión.

④ Mira hacia atrás y continúa girando lentamente los hombros sin aflojar el estiramiento vertebral. Mantén la postura respirando lentamente.

⑤ Relájate y pasa al otro lado.

Antes de instalarte para las respiraciones alternas, haz unos rockings para realinear la espalda.

> Comprueba que la línea de los hombros se acerca a la horizontal. La torsión se establece progresivamente en un eje vertical muy estirado. No te fuerces y respira tranquilamente.

Las respiraciones de final de lección

Tómate los últimos cinco minutos de la sesión para sentarte en diamante o en la postura del alumno y respirar; un grupo de respiraciones alternas lentas, una respiración grande, un grupo de respiraciones alternas rápidas y una respiración grande.

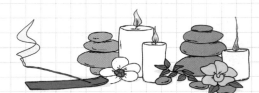

Conclusión:

Cómo ha cambiado mi vida la cura de yoga detox...

Desde el primer día de tu aventura de yoga detox, ¡has recorrido un buen camino! Has ayudado activamente a tu cuerpo y a tu mente a limpiarse y a eliminar las toxinas a través de la realización de un programa completo de bienestar físico, emocional y mental, que combina los principios de una alimentación sana y sesiones de yoga. El objetivo de esta fusión tan especial entre yoga y cura detox ha sido poner los contadores a cero para que puedas recuperarte tanto por dentro como por fuera y construir una relación más armoniosa entre tu cuerpo y tu mente. Ha llegado el momento de hacer un balance general, para ver hasta qué punto se ha desarrollado tu potencial real.

El programa de yoga detox que he seguido: ....

durante .... (indica el número de días)

¿Has seguido escrupulosamente tu programa?

....

....

....

....

....

¿Cuál era tu objetivo principal?

Por ejemplo: perder 1 kg o conseguir un estado mental más sereno.

....

....

¿Tenías objetivos secundarios?

Por ejemplo: digerir mejor o sentirme más en forma.

....

....

Haz una lista de los resultados obtenidos

....

....

¿Qué has observado de manera especial?

Por ejemplo: aprender el «saludo al sol» o limpiar la lengua por la mañana.

....

....

¿Cuáles son los elementos que te han parecido más complicados de respetar?

Por ejemplo: levantarme más temprano por la mañana o evitar comer alimentos dulces.

....

....

Marca los elementos siguientes que caracterizan mejor tu forma física hoy...

Mi tez es: fresca o nítida / todavía apagada o mate
Mi pelo es vigoroso y fuerte / un poco áspero
Mis ojos están descongestionados y descansados / hinchados o con ojeras
Mi vientre es plano y flexible / a veces distendido o hinchado
Mi tránsito intestinal es regular o cómodo / a veces lento o en dientes de sierra
Mi silueta es delgada o tonificada / no lo bastante dinámica
Mi espalda es móvil y fuerte / dolorosa o contraída en algunas zonas
Mi sueño es tranquilo o reparador / a veces agitado
Mi respiración es profunda o relajante / intermitente o superficial

Otro: ....

→ Puedes constatar los frutos que te ha aportado la cura. Un organismo desintoxicado se regenera y su metabolismo se optimiza, con efectos notables sobre la pérdida de peso, la calidad de la piel y del cabello, la mejora de la digestión, el aumento de energía, etc. Para no perder nada de esta dinámica, continúa tu proceso hacia una alimentación y un modo de vida más sano.

Anota lo que experimentas o lo que caracteriza tu humor al final de tu programa.

Por ejemplo: estoy contenta de haberme tomado un tiempo para mí o me siento más segura de mí misma.

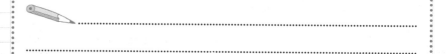

¿Cuáles son las 5 buenas resoluciones a las que te comprometes desde hoy para mejorar activamente tu higiene de vida?

Por ejemplo: apuntarme para hacer una clase de yoga el domingo por la mañana o hacer una monodieta una vez a la semana.

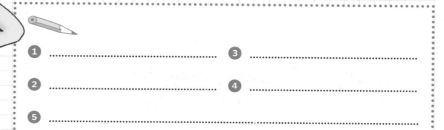

1 ....   3 ....
2 ....   4 ....
5 ....

¡Tu cuerpo es un templo!

Tienes que cuidarlo…, porque, ¿qué harías sin él? El cuerpo es un instrumento mágico y reconciliarte con él pasa delante de todo lo demás. Has tomado conciencia de ello al purificarte. Tu objetivo también es saber escucharte y elegir lo que realmente te beneficia, lo que te proporciona placer y entusiasmo.

El yoga ha podido despertar tus sensaciones y entregarte el mensaje siguiente: «Vive el instante y recibe sin juicios lo que llegue, ¡pero también mima tu cuerpo!» Tu desarrollo pasa por un buen conocimiento de tus necesidades esenciales, en una perfecta alianza entre cuerpo y mente.

Una cura de yoga detox es muy beneficiosa para potenciar tus facultades innatas de eliminación y limpiar tu organismo fatigado. Sus beneficios compensan ampliamente los esfuerzos realizados, pero no es un remedio milagroso capaz de eliminar todos los excesos acumulados si solamente concentras tus esfuerzos en unos días.

No hay ningún misterio, para consolidar los beneficios de tu cura, toma las riendas de tu vida, vuelve a lo esencial partiendo de unas bases sanas e instaurando un estilo de vida lleno de buenos hábitos.

Gracias a este cuaderno, has descubierto la dinámica general de una detox y las estrategias que permiten evitar la acumulación de residuos en los órganos, pero también mil y un pequeños actos para actuar concretamente ante diferentes fuentes de estrés y de sobrecarga, y mantener un equilibrio armonioso.

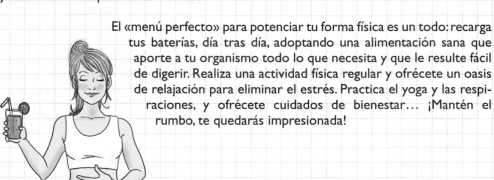

El «menú perfecto» para potenciar tu forma física es un todo: recarga tus baterías, día tras día, adoptando una alimentación sana que aporte a tu organismo todo lo que necesita y que le resulte fácil de digerir. Realiza una actividad física regular y ofrécete un oasis de relajación para eliminar el estrés. Practica el yoga y las respiraciones, y ofrécete cuidados de bienestar… ¡Mantén el rumbo, te quedarás impresionada!

Direcciones útiles

La web de la autora

- **Annie Casamayou**; profesora de yoga, naturópata y reflexóloga: www.mon-naturopathe.com

Para practicar bien el yoga

Para sentirte cómoda en tu práctica del yoga, es mejor acudir a las tiendas especializadas, que pueden responder perfectamente a tus necesidades de *yoguini*.

- Accesorios (rascalenguas, etc.) y ropa de yoga: www.chin-mudra.com
- Alfombrillas y ropa de yoga: boutique Yoga Concept, 123, rue de Turenne, 75003 París o www.yogaconcept.com
- Prendas femeninas y cómodas para el yoga y organización de talleres: tienda Lolë, 9, rue des Blancs-Manteaux, 75004 París o www.lolewomen.com
- *El Journal du Yoga* organiza cada año una gran reunión de yoga. Para conocer las próximas fechas: www.yogafestival.fr

Para encontrar clases de yoga y un profesor en tu región

- Institut Eva Ruchpaul: 69, rue de Rome, 75008 París o www.yoga-eva-ruchpaul.com

Para facilitarte la detox

- La mejor licuadora para realizar zumos de verdura todo terreno, Kuvings Whole B9400, en http://crudijus.fr
- Zumos de verdura y sopas vegetarianas crudas y extremadamente frescas con entrega a domicilio, Nubio: www.nubio.fr
- Détox Delight, el bar de zumos: 130, rue Amelot, 75011 París o www.detox-delight.fr

Los restaurantes *bío y healthy*

- **OBBIO** Supermercat Ecològic Carrer de Muntaner, 177 08036 Barcelona www.obbiofood.com
- **Café Pinson,** un restaurante bío, sin gluten y vegano, 100% compatible con una detox: 6, rue du Forez, 75003 París (y otras direcciones en París) o www.cafepinson.fr
- **Cantine Supernature,** una cocina equilibrada y preparada con productos sanos, frescos e increíblemente buenos: 12, rue de Trévise, 75009 París o www.super-nature.fr

Bibliografía

Blanca Herp, *Cómo cura. Zumos verdes*, RBA, Barcelona, 2016

France Guillain, *Los baños derivativos*, Sirio, Málaga, 2009

Rick Gallop, *La dieta del índice glucémico*, Sirio, Málaga, 2005

Lauren Imparato, *Yoga para la vida real: detox: yoga alimentación actitud*, Planeta, Barcelona 2016

Eva Ruchpaul, *Hatha yoga* (tres obras: estado fundamental, estado clásico y posturas avanzadas), Mensajero, Vizcaya, 1974

André van Lysebeth, *Aprendo yoga*, Urano, Barcelona, 2009

Christopher Vasey, Detox, *4 semanas para purificar tu cuerpo*, Terapias Verdes, Madrid, 2014

Título original:
Mon cahier yoha détox

© Éditions Solar, 2017, París

Primera edición: Mayo de 2018

© 2018 de esta edición: Ediciones Urano, S.A.U.
Plaza de los Reyes Magos 8, piso 1.º C y D – 28007 Madrid

www.terapiasverdes.com

© 2018 de la traducción: Nuria Viver Barri

Fotocomposición: Ediciones Urano, S.A.U.

Impresión: LIBERDÚPLEX, S.L.
Ctra. BV 2249 Km 7,4 – Polígono Industrial Torrentfondo – 08791 Sant Llorenç d'Hortons (Barcelona)

Depósito legal: B-7.356-2018

ISBN: 978-84-16972-40-1
E-ISBN: 978-84-17180-90-4